EXPOSÉ

CRITIQUE ET MÉTHODIQUE

DE

L'HYDROPATHIE.

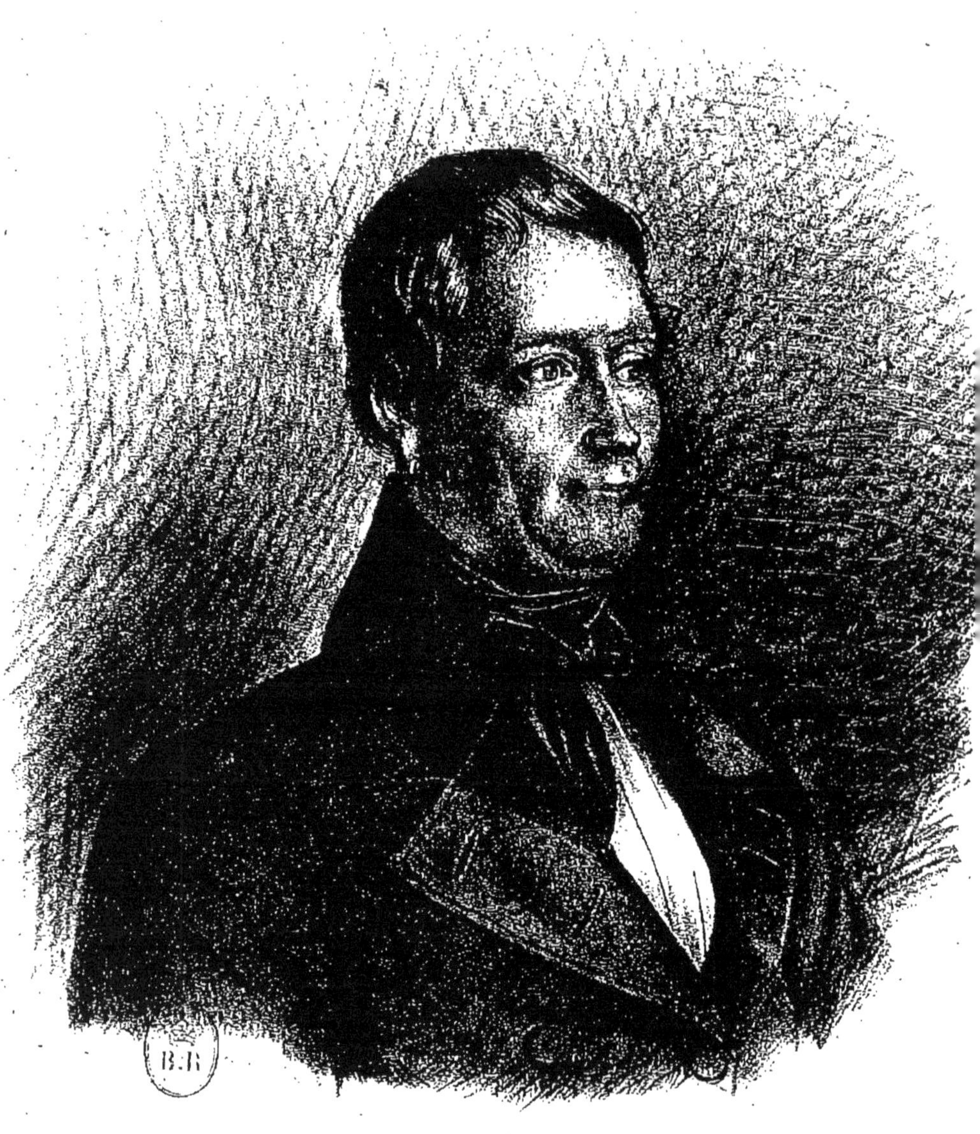

PRIESNITZ,

Auteur de l'Hydropathie .

EXPOSÉ

CRITIQUE ET MÉTHODIQUE

DE

L'HYDROPATHIE

OU

TRAITEMENT DES MALADIES

PAR L'EAU FROIDE ;

Par Jules BACHELIER,

Médecin à Pont-à-Mousson (Meurthe), Docteur en médecine de la Faculté de Paris, ancien Élève de l'École-pratique et des hôpitaux civils de la même ville, ex-Chirurgien sous-aide à l'Armée d'Afrique;

Avec la traduction

De l'ouvrage allemand qui a pour titre : *Die Vasserkur zu Graefenberg fon Kurgaste*, par M. Jules FRISCH.

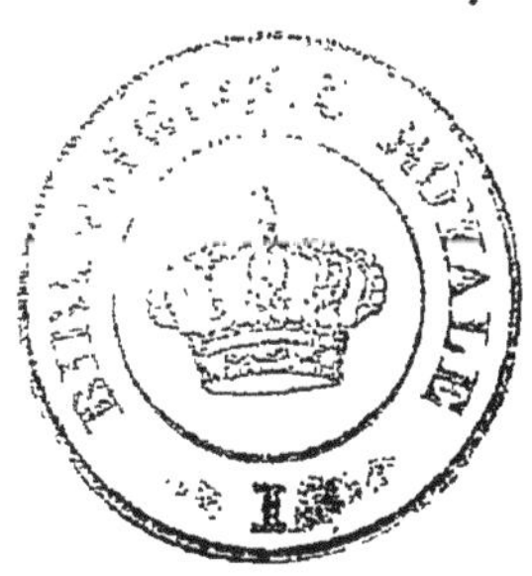

« L'Eau, comme moyen thérapeutique, inspire peu de
» confiance aux malades. La plupart des hommes, et un
» grand nombre de médecins, regardent ce liquide comme
» incapable de produire aucune cure, ou de prévenir au-
» cune maladie. Il en est même qui le croient contraire à
» la santé. Sans doute cette erreur vient de ce que l'eau
» est aussi simple que facile à se procurer : l'homme est
» avide de ce qui est difficile et rare, principalement en
» médecine, où l'on voit des remèdes cachés faire fortune,
» guérir toutes sortes de maux ; et tomber tout à coup, dès
» qu'on en dévoile le mystère au public. »

(SMITH, *Traité des vertus médicales de l'Eau commune*. Paris 1730).

PONT-A-MOUSSON,

SIMON, IMPRIMEUR-LIBRAIRE.

—

1843.

A MON PÈRE,

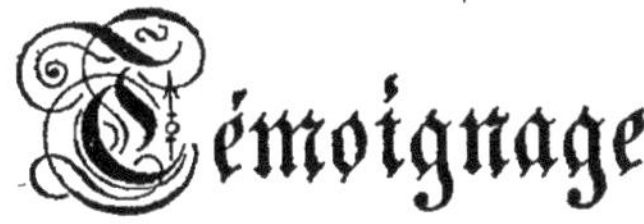

D'une reconnaissance qui ne finira qu'avec
mes jours.

Désireux de juger par moi-même des résultats obtenus par l'Hydropathie, j'ai entrepris à cet effet un voyage en Allemagne. J'ai dû à l'accueil bienveillant de confrères estimables l'heureuse facilité d'obtenir à cet égard les plus utiles renseignements. Je viens m'acquitter envers le docteur Houdet, professeur d'accouchements à l'Université de Gand (Belgique), qui a bien voulu m'aider de ses utiles conseils, et me faire profiter de l'expérience qu'il a acquise dans l'application de cette méthode. Qu'il reçoive ici l'expression de ma gratitude.

Je me plais à rendre hommage à l'obligeance du docteur SCHMIDT, qui dirige le superbe établissement de Marienberg (Prusse-Rhénane).

Je dois aussi un souvenir d'estime à M^{rs} les docteurs TOULTERLOUND, de Copenhague ; Louis GEBARZEWSKI, médecin polonais, attaché à la princesse Sapieha ; HALLER, de Vienne ; CHAPELAIN, de Berne ; qui ont bien voulu me faire profiter de leur séjour à Graefenberg, en me communiquant avec empressement les résultats de leurs propres observations.

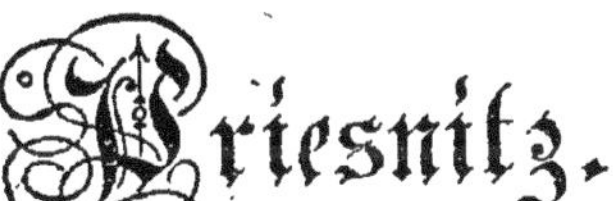

Priesnitz.

PRIESNITZ.

S'il est aujourd'hui un phénomène étrange, c'est sans contredit celui d'un homme qui, né dans une condition obscure, n'ayant d'instruction que celle départie aux gens de sa classe, a pu cependant, seul, sans appui, se créer une de ces positions exceptionnelles, qui surpasse tout ce que l'imagination peut se figurer. Trouver une méthode de traitement qui réponde à une foule de cas en médecine, faire l'application de cette méthode sur plus de 10,000 malades ; se voir à la tête d'une clientèle qui dans une année a dépassé le chiffre énorme de 1,500 ; attirer à soi plus de 150 médecins, venus de toutes les parties de l'Europe, le plus grand nombre pour se guérir, quelques-uns pour étudier cet étrange problème ; imposer à toute cette multitude qui se soumet à ses lois les rigueurs d'un traitement fondé sur l'empirisme et cependant raisonné ; être en butte enfin à tout ce que la critique a de plus violent, et l'éloge, de plus exagéré ; au dénigrement le plus absolu et à l'enthousiasme poussé jusqu'au fanatisme : tel nous trouvons au fond des montagnes de la Silésie l'humble Paysan de Graefenberg, le modeste et savant Priesnitz.

Il y a là, il faut l'avouer, quelque chose qui surprend l'esprit ; et on se demande à quelle cause est due la découverte d'un moyen qui, à en juger par ses résultats, semble devoir offrir de si grandes ressources ; comment, d'un autre côté, le monde médical a pu rester si longtemps dans l'ignorance d'une médication qui déjà remonte à près de treize années. L'étude à laquelle nous allons nous livrer démontrera sans peine de quelle manière ce nouvel agent thérapeutique s'est fait jour dans l'esprit d'un homme ignorant les premières notions de l'art de guérir. Quant à la lenteur de ses progrès, nous en trouverons suffisamment la raison dans la nature même de ce traitement, et dans l'obscurité de son origine.

Priesnitz naquit en 1799, de parents qui exerçaient l'état de cultivateurs. Son père, qu'il perdit fort tard, mourut aveugle, et sa mère, qui vécut jusque 88 ans, fut tuée d'un coup de corne de taureau. Les auteurs allemands qui ont publié sa biographie dans la *Galerie des Contemporains*, s'étendent fort peu sur sa jeunesse. Il reçut probablement l'instruction qui est donnée aux enfants de sa classe. Embrassa-t-il, comme on le rapporte, l'état de maréchal-ferrant, et acquit-il dans cette profession quelques notions sur l'art vétérinaire ? ceci du reste importe peu. Ce sera sans doute cette opinion qui aura fait dire à quelques écrivains que Priesnitz possédait des connaissances, fort incomplètes sans doute, en médecine. Toujours est-il qu'il est plus probable que le jeune habitant de Graefenberg devait suivre l'état de son père et s'adonner comme lui à l'Agriculture.

Un accident qui lui survint dans sa jeunesse le mit, dit-on, sur la voie qu'il a depuis si habilement parcourue : je ne puis du reste garantir l'authenticité du fait. Le docteur Bigel, qui le rapporte, l'aura probablement emprunté à l'ouvrage de Munde, dont son livre n'est qu'une traduction abrégée. Comme cet accident lui serait arrivé à l'âge de dix-sept ans, et que son établissement ne prit véritablement naissance qu'en 1828, il se serait par conséquent passé environ dix ans, pendant lesquels Priesnitz se serait perfectionné dans l'application de sa méthode.

Voici le fait tel que le rapporte le docteur Bigel : « A la rentrée des foins, Priesnitz fut frappé à la figure d'un coup de pied de cheval, qui le renversa, et le chariot, en lui passant sur le corps, lui brisa deux côtes. On le ramena privé de connaissance. Appelé pour lui donner des soins, un chirurgien de Freywaldau déclara qu'il pourrait guérir, mais qu'il ne serait plus propre à aucun travail. Ce pronostic blessa le jeune Priesnitz, qui résolut de se guérir lui-même, et voici comment il s'y prit : son premier soin fut de remettre en place ses deux côtes : ce à quoi il réussit en appuyant fortement le bas-ventre contre l'angle d'une chaise de bois, et retenant sa respiration de manière à enfler la cage de la poitrine. Cette opération douloureuse eut tout le succès qu'il en attendait. Les côtes ainsi replacées dans leur état naturel, il fit appliquer des serviettes mouillées sur les parties souffrantes, but beaucoup d'eau froide, mangea peu et se tint dans un repos absolu. Dix jours après, il était en état de sortir, et au bout d'un an il put reprendre ses travaux. »

Ce fait, tout isolé qu'il était, fit cependant une certaine impression sur ceux qui en avaient été témoins. Tout naturellement on fut conduit à consulter le jeune paysan si heureusement guéri, et insensiblement le bruit de ses cures, venant à se répandre, finit par éveiller l'attention publique.

On dit d'autre part, et tout le fait présumer, qu'en même temps que son expérience et son habileté étaient mises au service de ceux qui venaient réclamer ses soins, il saisissait aussi l'occasion de faire l'emploi de cette méthode sur les animaux domestiques. Faire usage du même traitement sur les hommes et sur les bêtes, c'est donner prise à quelques critiques, pour défendre leur amour propre un peu blessé de ce rapprochement. A ce trait, plus d'un lecteur superficiel ne manquera pas de sourire. Heureux même s'il n'interprète pas ce fait si simple pour déverser le ridicule sur l'Hydropathie et son auteur. Mais en médecine, n'est-ce pas un moyen qui est employé à tous les instants? N'a-t-on pas fait, dans ces dernières années, des essais sur l'inoculation de la rage, la contagion de la morve? Les observations physiologiques ne reposent-elles pas, pour la plupart, sur des expérimentations faites sur les animaux? N'est-ce pas là la base fondamentale des travaux de Harwey, de Haller? Sait-on la quantité de chiens et d'animaux de toutes sortes qu'on mutile tous les ans au cours de Physiologie du professeur Magéndie? Pourquoi donc s'étonner que Priesnitz ait su profiter d'un moyen si simple, et le seul au reste qu'il eût à sa disposition, en dehors des malades qui venaient réclamer ses soins? Du reste, aujourd'hui encore, cet homme ne néglige pas d'user de son traitement comme moyen hygiénique. Bien souvent j'ai admiré le soin avec lequel, par un beau soleil, il faisait laver à grande eau tout son bétail. Que de fois ne me suis-je pas arrêté près d'un cheval, attaché des heures entières dans un gué, et mis ainsi à un traitement antiphlogistique autrement puissant que les fomentations émollientes qu'on emploie le plus ordinairement en pareil cas dans l'art vétérinaire. Je ne suis entré dans des détails de si vulgaire importance que pour prouver à mes lecteurs que cette pratique, si simple mais si énergique à la fois, ne repose que sur des faits tout à fait rationnels et conformes à la théorie.

La renommée de Priesnitz alla donc toujours s'étendant. Des villages elle gagna les villes, et enfin le bruit de ses cures finit par devenir tel, qu'il éveilla l'attention du gouvernement Autrichien. Le comte de Turckeim, conseiller aulique, fut chargé de faire un rapport à ce sujet. Ce fut à la suite de ce rapport que Priesnitz fut autorisé à continuer l'emploi de son traitement, avec défense toutefois de ne jamais se servir d'aucun médicament. Dès lors son établissement fut rangé au nombre des établissements de bains publics, et soumis comme tel aux règlements qui régissent ces derniers.

Une pareille décision, comme on le conçoit, fut d'une grande importance : elle était bien faite pour exciter la confiance dans l'esprit des hommes non prévenus, en même temps qu'elle devenait une sorte de garantie, sinon de l'efficacité, du moins de l'innocuité du traitement. Toutefois, sans crainte d'atténuer ce que je viens de dire, j'ajouterai que, sans connaître les lois qui régissent la pratique de la médecine en Autriche, il me semble cependant qu'on pourrait mettre plus de sévérité dans les autorisations qu'on donne à certains individus, notoirement incapables de traiter aucune maladie. Cette réflexion que je fais ici sera développée plus amplement, quand je viendrai à parler d'un homme qui se pose comme l'antagoniste de Priesnitz, et prétend rivaliser avec lui.

Les facultés d'Allemagne, et l'école de Vienne en particulier, ne s'émurent que faiblement de cette découverte. Cela se conçoit parfaitement quand on y réfléchit un peu, et cette méthode est destinée à suivre partout la même marche. Elle pénétrera d'abord dans la pratique de quelques médecins ; des établissements se formeront ; ses progrès iront s'étendant de proche en proche, jusqu'à ce qu'enfin elle soulève une discussion au sein de nos facultés. Si, au lieu de sortir de si basse origine, elle eut été produite par quelque puissante intelligence, par un homme dont le nom fait autorité dans la science, n'en doutez pas, ses progrès eussent été plus rapides, mais non plus durables. Toutefois, ne nous avançons pas trop, car des faits sont là qui nous feraient douter que notre assertion eût pu se réaliser. Et en effet, les travaux des Currie, en Angleterre, de Giannini, en Italie, n'avaient-ils pas déjà mis sur la trace des puissants effets qu'on pouvait obtenir de l'Eau. En France, MM. Bérard, Josse, Fleury, La Corbière, Récamier, Gendrin, n'avaient-ils pas montré tout le parti qu'on pouvait tirer des irrigations continues, dans les cas traumatiques, de l'usage intérieur de la glace ; de l'utilité des affusions froides dans une foule de circonstances ? Voyons-nous cependant que ces exemples et tant d'autres aient porté des fruits ? Dans la pratique, et même dans les hôpitaux civils et militaires, rencontre-t-on l'emploi de ces moyens ? le plus souvent il n'en est rien ; et si on y a recours, ce n'est que dans des cas bien rares, et tout à fait exceptionnels. Félicitons-nous donc, et félicitons-nous hautement, de voir tous ces principes, disséminés dans la science, former enfin un code médical complet, et sachons bien que c'est la coordination de ces différents moyens, leur systématisation, qui fera à jamais la gloire de Priesnitz.

Lorsqu'on aborde pour la première fois cet homme, on ne peut se défendre d'une certaine émotion, surtout si d'avance l'imagination a été excitée par les récits des malades, ou la lecture des ouvrages qui traitent de sa méthode. Aussi dois-je avouer que j'étais un peu dans cette disposition d'esprit, lorsque j'arrivai à Graefenberg.

Présenté à Priesnitz, je me trouvai en présence d'un homme de taille moyenne, d'une mise simple mais convenable, d'un abord froid, je dirai même sévère : à peine s'il répondit par un léger signe de tête au salut que je lui fis, non qu'il y ait chez lui de la prétention, ou de la hauteur : nullement ; cette façon d'agir est dans son caractère. Du reste, toujours poli, il a les mêmes égards pour le riche comme pour le pauvre. Sa figure, que la Peinture a essayé de rendre, donne une assez fidèle idée de sa physionomie. Maculé par la petite vérole, son visage n'offre pas cependant cet aspect repoussant que lui imprime cette terrible maladie. Son œil petit et très-vif se cache sous une arcade sourcillière qui déborde légèrement. Il a dans le regard quelque chose de caractéristique : on voit à la manière dont il vous observe qu'il attache la plus grande importance à l'ensemble de votre personne, et surtout à ce que dénotent les traits de votre physionomie. Ses lèvres sont habituellement pincées, et animées constamment de contractions qui les resserrent. Son front, qui fuit légèrement en arrière, n'offre pas ce développement si recherché par les partisans de la doctrine de Gall. Sa figure, toujours calme et sérieuse, sourit rarement ; elle ne porte pas l'empreinte de grands sentiments ni de grandes passions ; sans déplaire, elle n'a cependant rien qui vous attire et vous charme. Tel parut à mes yeux Priesnitz.

La famille de l'habitant de Graefenberg est aujour-
d'hui très-nombreuse. Marié à la fille du bourg-
mestre d'un village voisin de Freywaldau, il est né
de cette union dix enfants, dont un seul garçon ; et
encore a-t-il eu le malheur de le perdre fort jeune.
Priesnitz a toujours joui d'une excellente santé : sa
vie est très-sobre, quoique très-active. Toute sa
journée est employée à visiter ses malades. Il est
curieux de le voir partir tous les matins, monté sur
un petit cheval noir, et donnant sur son chemin ses
consultations aux nombreux patients qui l'attendent
à son passage. On s'étonne parfois qu'un tel homme
puisse s'acquitter d'une pareille tâche, et résister aux
fatigues du corps, et à cette tension continuelle d'esprit. On ne porte pas à moins de sept à huit cents le
nombre de lettres qu'il reçoit dans une année, et le
plus grand nombre ne sont que des consultations.

On a recherché si Priesnitz, outre ses observations
propres, n'aurait pas aussi profité de celles des
autres. D'abord il est probable que placé sur les frontières de la Pologne, il a dû avoir connaissance de
la pratique des bains russes, aujourd'hui si répandus.
Serait-ce là ce qui lui aurait donné l'idée du bain froid
après une transpiration active, procédé qui lui appartient en propre, et qui forme la base de toute sa
doctrine, car toutes les applications si diverses et si
nombreuses qui viennent s'y rattacher n'en sont que
le développement. Quoi qu'il en soit de ce que je
viens de dire, voici ce qu'on raconte à ce sujet : Un
malade, qui avait fait usage des bains russes et qui
était venu à Graefenberg se faire traiter, se trouvait
un matin en pleine transpiration. Il devait prendre
un bain froid à son lever, et nonobstant la sueur abondante qui découlait de son corps, il attendit au contraire qu'elle fût arrivée à son summum pour se pré-

cipiter, au sortir de son lit, dans la cuve d'eau froide.
Priesnitz, qui jusque là avait fait de l'Eau froide son
unique agent dans la cure des maladies, témoin de
ce fait, sentit tout de suite les immenses consequences
qu'on pouvait en tirer, et ne tarda pas à répéter cette
epreuve audacieuse qui venait d'être faite sous ses
yeux. Le succès couronna ses tentatives hardies ; et
dès lors la sueur, qui était employée à titre d'auxili-
aire, devint bientôt partie essentielle du traitement.
A l'époque actuelle cependant, il paraîtrait que le
praticien de Graefenberg, après avoir étudié longtemps et sous toutes ses formes l'emploi de la sudation, serait revenu à ses premières idées, c'est-à-dire
qu'il trouverait plus d'avantages à faire usage de
l'eau, sans recourir, comme il le faisait autrefois, à des
sueurs copieuses et longtemps répétées. Mais il sera
plus convenable d'apprécier ce procédé de traitement, alors que je traiterai spécialement de la médication. J'ai dû me borner à rechercher le point de
départ d'une thérapeutique si nouvelle et si curieuse.

Il est à présumer aussi que Priesnitz a eu entre
les mains quelques ouvrages de médecine. L'opinion
qu'il ne sait ni lire ni écrire est erronée. Des personnes qui ont eu l'occasion de s'entretenir avec lui
ont au contraire fait la remarque que sa conversation
n'était pas celle d'un homme de sa classe, mais indi-
quait au contraire un esprit assez cultivé et dénotant
surtout de nombreuses lectures. Je tiens de bonne
source aussi que dans le principe, alors qu'il n'éprouvait pas pour les médecins cet éloignement qu'il leur
montre aujourd'hui, il leur a dû beaucoup de remarques et d'utiles observations. Quant à expliquer le
froid accueil qu'il leur fait maintenant, je serais
assez porté à croire que c'est la crainte de la critique;
et peut-être aussi que ce sont certains motifs d'intérêt,

aujourd'hui surtout que des établissements semblables s'élèvent de toutes parts ; car de toutes ces persécutions dont il aurait été si longtemps la victime je me permettrai de douter, jusqu'à preuve contraire.

Il n'était pas sans intérêt pour moi d'assister à un interrogatoire de Priesnitz. J'obtins en effet d'être présent quand il examina pour la première fois un malade atteint d'une lésion du système nerveux, qui affectait principalement le mouvement. Je fus extrêmement surpris de lui voir faire trois questions, très-brèves, très-concises, et qui touchaient à l'intelligence, à la motilité et à la génération. J'avoue que je restai tout étonné qu'un homme qu'on disait entièrement étranger à toute notion médicale, fût en état cependant de se faire une idée assez juste du cas remarquable qui se présentait à son observation, pour arriver ainsi à localiser la maladie. Tout en y réfléchissant bien, il n'y a là rien qui ne puisse s'expliquer. A force de voir des malades, Priesnitz a fini par se rendre compte des altérations morbides qu'il avait à traiter, et sans entrer dans les détails, ce qu'il ne pourrait faire du reste, il lui a suffi de se créer de grandes divisions, comprenant surtout les viscères importants, pour qu'il pût se rendre assez bien compte de tel symptôme coïncidant avec telle lésion. Quelle que soit du reste la manière dont on voudra expliquer ce fait, il n'en reste pas moins prouvé que cet homme n'agit pas tout à fait en aveugle, ni qu'il n'est pas doué de dons surnaturels, comme le vulgaire le croit, mais qu'il a su se créer une méthode d'investigation dont lui seul a le secret.

A l'encontre de certains médecins, dont l'interrogatoire se noie dans une foule de détails, utiles ce-

pendant dans certains cas, celui de Priesnitz est
bref, tout à fait laconique. L'examen auquel il
semble attacher le plus d'importance est celui de son
malade tout à fait dépouillé de ses vêtements. Aussi
a-t-il l'habitude, dès le lendemain de votre arrivée,
de vous faire placer tout nu dans une baignoire qui
contient quelques pouces d'eau. C'est alors qu'il juge
de votre bonne ou mauvaise conformation, de votre
degré d'embonpoint, du développement de vos muscles ; qu'il apprécie la sensibilité de votre peau au
contact de l'eau froide. Du reste, il faut le dire, ce
n'est pas seulement Priesnitz qui se livre à un pareil
examen, et maintes fois je l'ai vu faire par nombre de
praticiens, qui, avant d'interroger leurs malades, les
découvraient des pieds à la tête. On n'a voulu voir
dans cette épreuve qu'une ruse, un moyen d'en imposer à la foule crédule. J'avoue que je ne puis partager cette opinion, et le docteur Ehrenberg, qui
s'en raille, ne l'a pas mieux comprise, du reste, que
toute la méthode, dont il n'a saisi ni le sens ni la
portée.

Maintenant reportez-vous à l'humble origine de
Priesnitz : placez-vous dans sa condition ; suivez-le
dans son enfance, occupé aux durs travaux de l'agriculture, et voyez-le aujourd'hui dirigeant le traitement de plus de 500 malades ; consulté par tout ce
que l'Allemagne a de plus aristocratique ; donnant
également ses conseils au prince qui vient le trouver
du fond de la Hongrie, comme à l'humble habitant de
Freywaldau. Sort-il, il passe à côté des monuments que
la reconnaissance de ses malades lui a élevés ; rentre-
t-il, il a sous les yeux l'expression des sentiments les
plus vifs du cœur. Quand on apprendra que plus de
10,000 malades ont visité Graefenberg ; que tous les
ans à l'époque actuelle, plus de 4,000 personnes sont

traitées dans toute l'Allemagne par cette méthode, et que leur nombre ira toujours croissant, puisque la France et l'Angleterre ne tarderont pas à être dotées d'établissements fondés sur le modèle du sien ; on ne pourra que demeurer saisi d'admiration pour cet homme, qui, élevé si haut, a su conserver cependant toute sa simplicité et sa modestie. Non, celui-là n'est pas un homme ordinaire qui a su se frayer une si belle voie, et pénétrer au sein d'un monde qu'il ne connaissait point. Il ne mérite point que la science le désavoue, elle qui lui devra peut-être la plus utile et la plus précieuse de ses découvertes. Quoi ! seul, sans appui, ignorant cet art profond qui initie le savant aux secrets de la Nature ; n'ayant nulle idée du mécanisme de l'organisation humaine, et encore bien moins des troubles qui viennent déranger l'ordre de nos fonctions ; poussé par je ne sais quelle force intérieure, il a su comprendre que l'homme était sous la dépendance de ces trois grandes conditions hygiéniques : l'Eau, l'Exercice et le Régime. Peut-on découvrir une base plus solide pour édifier une méthode thérapeutique, et ne découvre-t-on pas, au fond de cette féconde idée, ce qui chez l'homme constitue l'essence même de la vie ? Scrutez bien cette vue de l'esprit, recourez par la pensée à toutes les modifications que nos organes subissent au contact des agents extérieurs, et dites si franchement le Paysan Silésien n'a pas établi une vérité dont les parcelles, disséminées de toutes parts, n'attendaient qu'un éclair de la pensée, pour les réunir et en former un corps de doctrine. Ainsi la Providence veut quelquefois que les plus belles découvertes aient une humble origine. Le pâtre d'Écosse enseigne à Jenner la vertu préservatrice de la vaccine, et sa découverte affranchit l'espèce humaine d'un des plus redoutables fléaux qui puissent l'affliger. Ce sont des Sauvages du Nouveau-Monde qui nous apprennent les vertus admirables de la poudre de Kina, et tous les jours, sous les climats brûlants des pays chauds, cet utile médicament enlève à une mort certaine des milliers de malades.

Ce qui fait le grand art de Priesnitz, ce qui, à mes yeux, le rend un homme unique, c'est ce tact, cette expérience consommée que vingt années de pratique et l'observation de plus de 10,000 malades lui ont donnés. Pour bien comprendre comment le succès est venu couronner ses tentatives, comment tous les jours il ajoute à sa réputation et à sa renommée, il faut aller au fond de cette médication toute neuve, et s'expliquer la marche prudente et quelquefois hardie de celui qui a su en faire la découverte.

La plupart des médecins, adversaires ou partisans, ne semblent considérer qu'une seule chose, l'application de cette méthode dans tel ou tel cas. Pour eux la maladie se place avant tout ; pour Priesnitz, c'est la constitution du sujet. Les premiers n'ont pas encore commencé le traitement, que de loin la maladie se présente à eux avec son caractère de curabilité ou d'incurabilité. Priesnitz, à qui manquent les précieuses ressources que fournit la science pour le diagnostic des maladies, ne juge que d'après l'extérieur. Cette sagacité, cette pénétration, véritables dons naturels, lui font juger si, dans ce corps flétri, dans cette chétive apparence, dans cette organisation chancelante, la nature peut encore répondre à sa voix. Et que lui importe que le malade ait telle ou telle affection : pour lui la question n'est pas là ; elle se trouve dans les ressources que peut lui fournir l'organisme. Voyez aussi avec quel art il procède ! Quelle gradation dans ses moyens ! Comme il interroge avec un soin particulier l'état de la peau! Comme il cherche à lire dans vos yeux, et à saisir dans les traits de votre physionomie ce reflet de notre bien-être intérieur! Qu'on ne m'accuse pas de tracer ici un portrait à plaisir ; de substituer l'enthousiasme à la froide raison ; car, je le déclare, dans ce traitement tout n'est pas parfait. Que souvent Priesnitz lui-même se trompe, peut-il en être autrement? *Errare humanum est* ; et à lui surtout, qui n'a pas profité des travaux de ses devanciers ni de ses contemporains, cette maxime doit être appliquée. Mais quel que soit le sort que l'avenir destine à cet homme, sa méthode, j'en ai la ferme conviction, ne périra point. Les progrès qu'elle a faits, ceux que je lui vois faire, tout m'est un sûr garant de son affermissement. Contrairement à toutes les autres découvertes, l'Hydropathie ne s'est point fait précéder d'une théorie ; la théorie même aujourd'hui lui fait encore défaut ; sortie qu'elle est de la tête inculte et grossière d'un simple paysan. L'instinct, une sorte de génie médical, ont enfanté cet empirisme grossier, qui, obscur dans le commencement, menace de s'étendre, et de bouleverser la thérapeutique de tous les siècles. Du reste, étudiez l'histoire de la médecine, et vous verrez que plus cette science fait de progrès, et plus la thérapeutique se simplifie. Cette nouvelle méthode réalisera une partie du problème que nous cherchons à résoudre tous les jours : reste maintenant à la mettre à l'épreuve. Mais quoi! l'Homéopathie a été prônée, vantée outre mesure ; de graves esprits se sont montrés ses partisans ; des hommes qui sont aujourd'hui à la tête de l'enseignement ont soumis à l'expérimentation clinique les dérisoires prescriptions d'une thérapeutique absurde ; et l'Hydropathie, autrement puissante dans ses effets, ne jouirait pas de la même faveur! Un médecin aura bien pu croire sur le récit d'un bateleur de foire que le sel commun guérit la phthisie chez les singes et s'appuyer de cette étrange autorité, pour faire mettre à l'épreuve dans nos hôpitaux, par des hommes qui instruisent aujourd'hui la jeunesse, cette ridicule médication : d'autres auront préconisé les vertus du chlore, de l'iode, etc., pour les voir tomber après un examen plus attentif des faits ; et l'on ne voudrait pas faire pour l'Hydropathie ce que l'on a fait pour des milliers de médicaments plus inertes les uns que les autres ! Dira-t-on, avec ce membre de l'Académie de médecine, chargé de faire un rapport sur cette méthode, qu'elle ne repose sur aucun fait. Et sur quoi reposerait-elle donc ? N'est-ce pas la pratique qui est toute en sa faveur ? N'est-ce pas sur elle qu'elle prend son plus ferme appui ? Peut-on même dire qu'elle en ait un autre ? Du reste, l'Hydropathie ne date pas d'hier : elle n'a pas germé à Vienne pour éclore à Paris. Ainsi, de gré ou de force il faudra l'accepter ; car elle est une de ces vérités qui triomphent en dépit des obstacles, qui puisent même une nouvelle énergie dans la résistance qu'elles éprouvent. Sans doute elle demande à être étudiée, et à subir un travail d'élaboration. C'est aux hommes d'étude que ce rôle est maintenant dévolu. Avec tous les esprits éclairés qui ont examiné cette médication nous faisons des vœux pour qu'elle s'étende et se propage ; que de cette foule d'opinions contradictoires, de préjugés enracinés, jaillisse une lumière éclatante et pure ; et qu'enfin l'auteur de cette utile découverte jouisse de la reconnaissance de ses contemporains, et que son nom, désormais acquis à la science, soit inscrit parmi ceux des hommes qui ont bien mérité de l'Humanité.

Pont-à-Mousson, 1er décembre 1842.

Graefenberg.

GRAEFENBERG.

Graefenberg n'était composé primitivement que de quelques maisons de paysans, échelonnées sur la pente rapide d'une haute montagne. Aujourd'hui le nom de *Graefenberg* est réservé spécialement à l'habitation de Priesnitz ; le reste, qui se compose d'une vingtaine de maisons appartenant à différents particuliers, est compris sous la dénomination de *Colonie*. L'habitation primitive, celle où vécurent les parents de Priesnitz, existe encore : elle est en pierre, et son intérieur n'est plus occupé aujourd'hui que par les malades, auxquels elle offre des logements assez commodes, surtout si on les compare à ceux qui se trouvent dans les environs.

C'est lorsque déjà la réputation de l'inventeur de l'Hydropathie commençait à lui attirer quelques malades, qu'il se décida à faire construire un autre corps de bâtiment. Cette dernière maison est placée un peu plus haut que la précédente, et la plus grande partie est faite en bois. L'abondance des forêts de sapins, le peu d'écoulement de leurs produits, la facilité de la main d'œuvre : tout concourt à rendre dans cette localité la construction d'une maison fort peu dispendieuse. Au rez-de-chaussée sont des chambres de malades : une grande salle occupe presqu'en entier le premier étage, et ne forme à proprement parler qu'une espèce de dortoir, où de simples séparations, faites le plus souvent à l'aide de couvertures tendues, isolent les malades les uns des autres ; aussi a-t-il reçu des hôtes de Graefenberg le nom d'*hôpital*; le reste, formé de logements mal distribués et fort incommodes, n'offre rien de remarquable. L'eau arrive dans ce bâtiment en très-grande abondance ; elle est amenée de la fôret par des conduits en bois, et l'on trouve à la porte la principale fontaine et la plus considérable de tout l'établissement.

Le nombre des visiteurs allant toujours croissant, Priesnitz sentit bientôt la nécessité de se construire un local beaucoup plus vaste. J'ignore l'année dans laquelle fut entreprise cette vaste construction ; mais on raconte que son propriétaire, ayant voulu présider lui-même à la marche des travaux, et à leur direction, vit son édifice s'écrouler alors qu'il s'élevait à peine, et ensevelir sous ses débris un grand nombre d'ouvriers, dont 7 ou 8 périrent. On rapporte en outre qu'il s'en fallut de peu que Priesnitz ne fût lui-même une des victimes, ainsi que Charles Munde, l'auteur d'un ouvrage sur l'Hydropathie, qui, alors à Graefenberg pour se faire traiter, vivait en fort bonne intelligence avec son médecin. C'est alors que le Gouvernement intervint, dit-on, et le força à prendre un architecte.

Ce bâtiment a près de 200 pieds de longueur sur

50 de largeur ; de l'extrémité, qui se trouve à l'ouest, part une autre aile qui a presque la même étendue. Cette partie ne renferme que des chambres affectées au logement des malades ; l'aile principale est occupée, au premier étage, par une immense salle à manger, et au rez-de-chaussée, qui n'est pas cependant tout à fait au niveau du sol, par le logement de Priesnitz. La principale façade de la maison domine toute la vallée, et présente un fort joli coup-d'œil, quand elle s'offre aux regards du voyageur qui arrive à Graefenberg par la route de Glatz. On monte chez Priesnitz par un escalier à double rampe : en pénétrant dans le corridor qui conduit aux appartements, les yeux s'arrêtent sur une plaque de métal, sur laquelle on lit, dans un encadrement formé par une couronne de fleurs, les lignes suivantes :

ADIEUX

DE CAROLINE, BARONNE DE VAUTHIER DE BAILLAMONT.

Accablée d'une maladie de langueur, qui avait résisté aux efforts soutenus de l'art, et par conséquent abandonnée par les plus célèbres médecins, elle eut recours à cet homme intelligent, qui, mieux que tout autre, a su épier les secrets de la Nature, et tirer parti des vérités sublimes qu'elle ne révèle qu'à ses élus.

Arrivée à Graefenberg le 8 mai 1840, dans un état de santé tout à fait désespérant, elle le quitte aujourd'hui entièrement rétablie, et conservant pour son illustre bienfaiteur, M. Vincent Priesnitz, une reconnaissance qui ne finira qu'avec ses jours.

Malheureux qui souffrez, ayez confiance,

courage, patience ; il y a une Providence qui
veille sur nous, et qui prenant en pitié notre
misère, a délégué un de ses apôtres, pour
soulager nos souffrances.

Graefenberg, le 28 août 1841.

Le salon qui est destiné à recevoir les visiteurs,
renferme des objets du plus grand prix et de la plus
grande beauté : ce sont des témoignages de reconnaissance offerts par les nombreux malades, à
l'homme qui est parvenu à triompher de leurs maux.

Pour parvenir à la salle à manger, on entre, à
l'angle de réunion des deux ailes du bâtiment, dans
une espèce de vestibule voûté, où l'odorat est parfois impressionné désagréablement par une forte
odeur d'étable. C'est qu'en effet au-dessous se trouve
l'écurie où sont renfermées les vaches, qui fournis-
sent le lait dont on fait une si grande consommation
dans l'établissement. Un escalier spacieux se trouve
dans le fond, qui conduit à tous les étages : ceux-ci
sont au nombre de trois, sans compter les logements
qui sont placés immédiatement sous la toiture, et qui
sont de vraies mansardes. Tous les étages reçoivent
de l'eau de source, amenée de la forêt par des conduits
en bois de sapin, perforés à leur centre. Cette abondance d'eau est extrêmement précieuse, et son arrivée
à une si grande hauteur est facilitée par la disposition de la montagne qui s'élève derrière l'habitation.

Un autre vestibule précède l'entrée de la salle à
manger ; là se trouvent de jeunes marchandes qui ven-
dent aux malades de petits pains blancs, de la pâtisserie, et divers fruits suivant la saison. Deux fois par
semaine, un marchand tyrolien étale sa petite bou-
tique, composée d'objets de toilette ; enfin, à diffé-

rentes époques, un habitant de Freywaldau offre aux amateurs un assortiment complet de produits du pays, qui sont le plus souvent des objets de fantaisie.

Aux murs de ce vestibule sont appendus les tableaux qui contiennent tous les noms des malades et de ceux qui ont visité Graefenberg depuis 1829. Ces listes, si elles étaient soigneusement dépouillées, offriraient plus d'un genre d'intérêt, et tel médecin qui aujourd'hui se trouve à la tête d'un établissement d'Allemagne, et se vante d'avoir passé tout l'hiver chez Priesnitz, pourrait à peine donner la preuve qu'il y a séjourné deux mois, voire même qu'il y soit jamais allé.

Mais à part la facilité qu'on aurait à réduire les prétentions de certains hydrothérapeutes, ces tableaux offriraient encore un autre genre d'utilité, surtout pour ce qui concerne la Médecine. Ce serait, par exemple, d'y trouver les indications de chaque maladie, sa nature, la durée du traitement, etc., etc. Malheureusement, à cet égard, on ne peut qu'exprimer le regret de voir qu'une mine si féconde ait été négligée ; car, sans m'en rapporter au chiffre de Munde, qui porte à 15,000 le nombre des malades qui seraient venus à Graefenberg, chiffre exagéré sans aucun doute, on peut le réduire, sans craindre de descendre trop bas, à environ 10,000 : c'est déjà une masse assez imposante par elle-même, et, à part toute considération sur la méthode de traitement, elle ne peut que faire préjuger favorablement de son application.

Je crois utile, et en même temps très-curieux pour le lecteur, de donner les chiffres qui ont été pris sur les tableaux mêmes.

ANNÉES.	VISITEURS.	ANNÉES.	VISITEURS.
1829.	49.	1836.	470.
1830.	54.	1837.	580.
1851.	62.	1858.	828.
1852.	118.	1859.	1550.
1855.	206.	1840.	1593.
1854.	255.	1841.	1000.
1855.	242.	1842, au 20 sept., envir.	750.

On remarquera que le chiffre des malades a baissé depuis l'année 1859; mais il faut dire aussi que des établissements de ce genre se sont élevés dans toute l'Allemagne, en Russie, et même en France et en Angleterre; il n'est donc pas étonnant que le nombre des malades ait fléchi, et même qu'il fléchisse encore.

Il m'a semblé intéressant, d'un autre côté, de rechercher si beaucoup de médecins étaient venus pour visiter cet établissement. Nul doute que dans le nombre que je vais citer, il ne s'en trouve beaucoup dont le voyage avait pour but d'obtenir leur guérison; mais il en est aussi, et je suis du nombre, qui ne sont venus à Graefenberg que pour étudier de près cette nouvelle et curieuse méthode. Pour être exact, je dirai que je n'ai trouvé portés sur les listes, que deux docteurs français qui se soient fait inscrire comme tels, venus en 1840 : ce sont MM. Tesseyre Saint-Marc et Baldou. Ce dernier a publié une brochure fort bien faite, sur ce qu'il a observé dans sa visite aux établissements d'Allemagne ; l'opinion qu'il exprime est toute favorable à l'Hydropathie. Cet écrit dénote un esprit dégagé de tout système et un judicieux observateur. Dans ces dernières années, un établissement s'est monté sous sa direction à Paris : nul doute que le succès ne couronne l'entreprise de ce jeune médecin, qui aura toujours le mérite d'avoir importé, un des premiers parmi nous, une méthode de traitement, qui, à n'en pas douter, est destinée à un brillant avenir. J'ajouterai aussi que, lors de mon séjour à Graefenberg, j'y ai trouvé le docteur B....., médecin du plus profond mérite, haut placé dans le monde savant, et qui n'a pas craint de mettre de côté tous préjugés scientifiques, en venant confier à Priesnitz le soin de rétablir une santé épuisée au service de la science, et pour le bien de l'Humanité.

Ce n'est qu'à partir de l'année 1834, que j'ai pu trouver l'indication d'un médecin, et j'ai noté qu'il y en avait eu : dans

L'année 1834,	2 médecins.
1835,	6.
1836,	14.
1837,	7.
1838,	16.
1839,	54.
1840,	59.
1841,	20.
1842, au 20 septembre,	14.

Je sais qu'après mon départ quelques médecins français ont aussi fait le voyage de Graefenberg. Je citerai entre autres le docteur Scouteten, professeur à l'Hôpital militaire de Strasbourg.

Ainsi, près de 170 médecins de tous les pays ont visité cette localité. On dit qu'une année ils s'y trouvèrent réunis au nombre de 15 ; lors de mon séjour nous étions 8, savoir : un médecin Russe, Polonais, Suisse, Hongrois, Anglais, un médecin de Vienne, et deux médecins Français. Il est facile de concevoir l'avantage qu'il y a de se trouver ainsi en contact avec des confrères, la plupart hommes de mérite, et se faisant un vrai plaisir de vous communiquer le

résultat de leurs observations. Comme tous sans distinction possédaient suffisamment la connaissance de
la langue française, leur conversation a été pour moi
du plus grand intérêt.

Quel est donc l'empirique, et certes nos campagnes
n'en manquent pas, qui ait jamais attiré à lui un
nombre aussi considérable de docteurs? Quel est
l'homme qui, placé dans la position de Priesnitz, ait
jamais créé une méthode de traitement qui tende
comme la sienne à se généraliser de plus en plus?
Rien que l'extention de ce nouveau mode de thérapeutique des maladies me semble une raison suffisante pour appeler sur lui l'attention des esprits
sérieux ; car s'il n'y avait là qu'un effet de vogue,
cet effet serait nécessairement passager ; tandis
que plus nous avançons et plus ses progrès sont vi-
sibles. Treize années d'expérimentation ont du reste
surabondamment prouvé les heureux effets du traitement des maladies par l'Eau, traitement qu'avaient
entrevu quelques médecins, mais dont l'application
était généralement négligée.

A ce vestibule, dans lequel se trouve les tableaux
que nous venons d'indiquer, viennent aboutir la
salle à manger et la salle de billard. Cette dernière
n'est ni vaste, ni belle. C'est là qu'après le dîner
quelques malades se réunissent pour jouer, faire une
partie de dames, d'échecs, ou enfin pour fumer.
Dans cette pièce se trouve un meuble qui renferme le commencement de la bibliothèque de Graefenberg. Plus tard j'expliquerai comment est faite
l'acquisition des différents ouvrages qui la composent
et dont le nombre s'accroit tous les jours, aussi bien
par des achats que par les dons qui sont faits par les
malades eux-mêmes. C'est ainsi qu'en fait d'auteurs

français j'y ai trouvé avec un véritable plaisir l'ouvrage du docteur Réveillé-Parise, intitulé : *Physiologie et Hygiène des hommes livrés aux travaux de l'esprit* ; il avait été laissé à la bibliothèque par un jeune Moldave. Ce livre, qu'à d'autres époques il m'avait été donné de retrouver dans un de nos camps d'Afrique, est véritablement une introduction à l'étude de l'Hydropathie : les faits curieux qu'il renferme, les sages préceptes qu'il donne, les utiles enseignements qu'on retire de sa lecture, tout devait contribuer à me le faire relire avec intérêt. Du reste, aux nombreuses citations que j'en ferai dans le cours de cet ouvrage, on verra combien je prise haut l'autorité de cet écrivain médical, le plus élégant, le plus philosophique, sans contredit, de l'époque actuelle. Pour moi, j'y ai laissé l'ouvrage du docteur Turck, son *Traité de la Goutte*. Si je mentionne ce fait, qui par lui-même peut paraître insignifiant, c'est qu'il se rattache à de curieux souvenirs. Certes, si jamais ces lignes tombent sous les yeux de ce médecin, peut-être se rappellera-t-il un élève, qui, lors de son cours professé à l'École-pratique de Paris, suivit, un des premiers, assidûment ses leçons. C'était en 1839, je crois, et je me rappelle avoir entendu pour la première fois le nom de Priesnitz cité par ce médecin. Ceux qui ne connaissent point les doctrines médicales du docteur Turck ne comprendront pas comment alors l'auteur du *Traité de la Goutte* s'étayait de la médication de Graefenberg pour l'explication, et surtout la confirmation de sa méthode curative. Et cependant rien de plus simple, et surtout de plus logique, que ces deux sortes de traitements, qui peuvent différer dans la forme, mais qui, dans le fond, ont de très-grands points de similitude. Au surplus, cette question sera traitée plus en détail, alors que j'entrerai dans le mode tout particulier de cette thérapeutique : seulement, j'ai voulu montrer par ce que je viens de dire que dès cette époque la méthode de Graefenberg, exposée très-sommairement, avait fait une vive impression sur moi, et que j'ai dû saisir avec empressement l'occasion d'aller moi-même vérifier ce qu'il y avait de vrai dans les merveilles que l'on racontait du *Campagnard Silésien*.

Je demande pardon au lecteur de cette excursion hors de mon sujet : comme je raconte, j'use un peu de la liberté accordée au voyageur qui fait le récit de ses impressions de voyage.

Si l'on ajoute aux deux ouvrages que je viens de citer quelques livres de littérature française, assez insignifiants, du reste, on aura tout ce que peut offrir la bibliothèque de Graefenberg à mes compatriotes, qui, comme moi, ne possèdent pas suffisamment l'Allemand pour lire les ouvrages écrits en cette langue. Pour avoir à sa disposition les livres que l'on désire, il faut déposer préalablement deux florins (5 fr.) entre les mains du secrétaire de Priesnitz, et, muni de son reçu, vous vous adressez alors au bibliothécaire, qui vous inscrit et vous délivre l'ouvrage que vous demandez ; la distribution s'en fait d'ordinaire tous les jours après le dîner, et comme on le voit, tout est conduit avec ordre et régularité. Celui qui est chargé de la bibliothèque est un malade choisi par voie d'élection, par tous les hôtes de Graefenberg.

En pénétrant dans la salle à manger, on éprouve une sorte de surprise mêlée d'étonnement de trouver une pièce aussi vaste, je pourrais même dire aussi belle ; mais il est impossible de rendre l'effet qu'on vient à ressentir si l'on fait son entrée à l'heure du

repas, quand cette immense salle est remplie de convives, et que la musique vient mêler son bruit à celui
de cette nombreuse assemblée.

Cette pièce occupe toute la longueur de l'édifice,
elle a 150 pieds de long sur 45 de large; au-dessus
de la porte d'entrée se trouve une tribune où se placent les musiciens, quand il y a bal ou simplement
musique. A l'autre extrémité se voit un tableau de
grande dimension et très-riche, représentant en pied
le portrait de l'empereur régnant. Dans les coins de
la salle se trouve d'un côté un piano, qui est à la
disposition des malades, et de l'autre une table char-
gée de journaux français, anglais, allemands, italiens,
une mappe-monde, et une carte d'Allemagne, remarquable par sa grande dimension, et le mérite de son
exécution. Parmi cette foule de journaux, j'ai dit
qu'il y en avait de français, malheureusement le
nombre en est restreint, et se borne au seul *Journal
des Débats*. Une fois par hasard et sans doute par
erreur de la poste, on y a reçu, lors de mon séjour, deux numéros du *Courrier Français*. On doit
y trouver maintenant ce dernier journal, *la Revue
des Deux Mondes*, et *la Revue de Paris*. Je dois ajouter que le *Journal de France* est un de ceux qu'on lit
avec le plus d'intérêt, et ce ne sont pas seulement les
quelques rares Français qui se trouvent là qui le recherchent avec avidité, mais principalement les Russes, les
Polonais, et généralement tous les Allemands.

Des fenêtres qui regardent le midi, la vue s'étend
sur le fond de la vallée, pour s'arrêter dans le loin-
tain sur le sommet de hautes montagnes qui bornent
l'horizon. Vers le milieu de la salle, du côté du nord,
se trouve une large ouverture cintrée qui fait communiquer à une pièce adjacente plus étroite, où les

malades mangent quand le nombre des convives devient considérable, ce qui arrive quelquefois les jours de fête. Dans cette pièce se trouvent deux larges ouvertures qui font communiquer avec les cuisines, et par où montent et descendent deux grandes cages en bois, où se placent les mets destinés aux repas des malades.

On a dit avec raison, et l'on ne cesse de répéter que la cuisine de Graefenberg est détestable. Outre les autres causes qui pourront abréger le séjour d'un médecin dans cette localité, certainement les privations qu'il endurera à cet endroit seront une des raisons qui précipiteront son départ. Les hôtes de Graefenberg réclament bien souvent contre ce régime, qui est parfois intolérable ; mais à toutes les observations Priesnitz reste impassible, et rien jusqu'ici n'a pu le déterminer à en agir autrement vis-à-vis de sa riche clientèle. Une fois cependant il fut sur le point d'accéder aux désirs des malades et de se dessaisir de la partie culinaire ; mais les bénéfices énormes que la nourriture lui procure firent échouer ce projet ; et aujourd'hui encore c'est madame Priesnitz qui est à la tête de tout le service qui concerne la table.

On fait à Graefenberg trois repas : le déjeûner et le souper se composent invariablement de lait froid d'une excellente qualité, il faut le reconnaître ; de beurre frais ou salé, avec du pain bis de seigle, le plus souvent très-mal cuit. Au dîner, qui a lieu à une heure, on a d'habitude un potage qui varie, du bœuf, réputé à juste titre fort mauvais, un plat de rôti, canards, poulets, ou porc frais ; et le dimanche un dessert en plus ; les mets en général sont servis copieusement, et les malades peuvent manger à discrétion.

On a parlé de l'appétit de la plupart de ceux qui se soumettent à la cure ; elle se conçoit facilement d'après la nature même du traitement ; et puis, il faut le dire, les malades ne font guère par jour qu'un seul repas qui puisse véritablement compter comme tel. Les tables sont placées parallèlement, et leur longueur n'occupe guère que la moitié de la salle ; elles sont en général de 40 couverts, et je n'y ai jamais vu plus de 6 ou 7 tables ; une d'elles porte le nom de *Table de diète.* On y sert de moins qu'aux autres le potage et le bœuf, et les malades doivent se contenter d'un plat de viande, de légumes et de dessert. Outre ce que la maison fournit, les malades sont libres d'acheter des petits pains blancs pour remplacer le pain de seigle ; des fruits dont Priesnitz ne défend pas l'usage, et de la pâtisserie, en général, à peine passable. Les repas sont animés, les conversations s'y font dans toutes les langues, et rien n'est plus curieux que cette réunion d'individus de toutes les nations. Quand le temps est mauvais, les repas se prolongent, et tandis que les uns se promènent à grands pas, d'autres jouent aux volants, aux cerceaux, etc. ; l'exercice étant une des conditions de la cure, chacun cherche à se le procurer en se donnant le plus de mouvement possible. Le dimanche et le jeudi, il y a musique à dîner et le soir : le dimanche seulement il y a bal. Les frais qu'entraînent la musique, l'achat des livres, l'abonnement aux journaux, les divers embellissements que l'on fait dans la maison de Priesnitz, pour l'agrément des malades ; et au dehors, les bancs sur les promenades, la construction des douches, les fêtes que l'on donne : tous ces frais, dis-je, sont supportés par ceux qui séjournent plus ou moins à Graefenberg.

À votre arrivée, vous déposez, pour être employés aux dépenses que je viens de mentionner :

Pour un homme seul ..... 1 florin, 40 kreutz.
Pour une femme .... 1 florin.
Pour une famille .... 5 florins.

De plus, chaque semaine, vous donnez pour le même usage 12 kreutzers.

C'est ainsi qu'à l'aide des fonds prélevés sur la bourse des malades, on leur procure des fêtes, l'agrément de belles promenades, de douches commodes, etc. Du reste, c'est un usage répandu dans toutes les eaux d'Allemagne que ces impositions d'argent, pour l'embellissement des localités qui attirent les baigneurs.

Une commission est choisie par les malades eux-mêmes pour diriger l'emploi de ces fonds ; on nomme par voie de scrutin celui qui doit tenir la bibliothèque diriger la musique ou remplir d'autres fonctions. D'ordinaire, cette élection se fait après le dîner : chaque personne trouve devant elle un bulletin sur lequel elle doit inscrire le nom de celui qu'elle juge le plus capable, et c'est Priesnitz lui-même qui, sous les yeux des malades, procède au dépouillement des votes.

J'ai dit que tous les dimanches on dansait à Grae-fenberg ; la société se compose alors des malades qui sont logés à l'établissement, de ceux qui habitent la Colonie, et enfin des personnes qui pour différents motifs ont préféré habiter Freywaldau. Je dois dire que la plupart des dames ont fait élection de domicile dans cette petite ville, distante de 6 kilomètres environ de Graefenberg. Des voitures que l'on se procure assez facilement offre le moyen de se faire conduire à peu de frais à l'habitation de Priesnitz. On ne pourrail se figurer, si on n'en avait pas été témoin, qu'il pût se trouver au sein des hautes montagnes de la Silésie une société aussi nombreuse, aussi choisie que celle que l'on y rencontre : et quand, à voir ce monde élégant, ces femmes si gracieuses, on vient à réfléchir que cette foule est accourue de toutes les parties de l'Europe, sur la réputation de cet homme si modeste et si simple, que vous voyez là à vos côtés, souriant à la joie naïve de son enfant, qui vient prendre part aux plaisirs de cette fête, on ne peut que rester saisi d'une sorte d'étonnement, et se demander si ce que l'on voit est bien la réalité. Voulez-vous savoir quels sont les personnages que vous avez sous les yeux ? les noms les plus aristocratiques d'Allemagne, de Russie, voire même de France, retentissent à vos oreilles. Vous ne coudoyez que princes, ducs et comtes, qui, certes, ne sont pas venus à Graefenberg, pour les agréments qu'on peut y trouver.

On se plaît à dire et à répéter que chez Priesnitz toutes les physionomies respirent la santé ; que l'habile praticien a bien soin de n'accepter que des malades affectés de lésions très légères : c'est une erreur. Tel individu vous semble robuste, qui l'est en effet, et qui cependant vient se plaindre à vous d'une éruption dartreuse, qui chez lui a envahi la presque totalité du corps. Cet homme est-il malade, oui ou non ? cet autre qui a les apparences de la santé est atteint d'une carie du fémur ; vous en verrez qui se plaindront d'une insomnie qui dure depuis des années, d'un engorgement ganglionnaire général, d'affections goutteuses, siphilitiques, rhumatismales, etc. Cette femme que vous voyez, offre toutes les apparences d'une belle et excellente constitution : elle ne se fait pas faute des plaisirs de la danse, et cependant à chaque époque menstruelle, elle est prise de troubles extrêmement graves, qui ont résisté depuis deux ans à tous les efforts des médecins de Berlin et de Vienne, et que Priesnitz ne tardera pas à guérir. Interrogez chacun en particulier, et vous jugerez si le plus grand nombre n'offre pas des maladies sérieuses, et si un individu goutteux, rhumatisant, atteint de surdité, de névralgie, doit nécessairement avoir des traits amaigris, une constitution profondément détériorée. Raisonner ainsi, ce serait vouloir que Priesnitz n'admît que des incurables. On lui fait un reproche de ne pas recevoir quelquefois des malades qui, bien que très-gravement affectés, offrent cependant encore des ressources pour le traitement. Lui fera-t-on un crime de ce refus qui est certainement fondé, quand on se place à son point de vue, mais qui peut être faux aux yeux de l'homme de science. Encore un coup, qu'on veuille bien faire la part de ce qui est possible pour Priesnitz, et qu'un médecin, pour le juger, ne le fasse pas monter jusqu'à lui, mais veuille bien descendre à son niveau.

Les danses sont en général très-animées ; la valse y tient le premier rang ; puis viennent la contredanse française et la célèbre *Mazurka*, que j'ai vu danser par quelques officiers Russes et Polonais, avec un talent et une grâce parfaite. Si les dames, lors de mon séjour à Graefenberg, étaient en grand nombre, je dois dire aussi que les jeunes gens n'y manquaient pas ; c'étaient surtout des officiers Hongrois, Autrichiens et Russes, tous appartenant à la première classe de la société, et par conséquent très-instruits, s'exprimant généralement bien en français, ayant enfin des manières polies, élégantes et pleines de distinction. La toilette des dames ne le cédait en rien aux plus élégantes de Paris ; celle des hommes étaient aussi irréprochable, et certes, il est impossible de suivre plus exactement les modes de la Capitale. A ce sujet, je rectifierai la remarque que fait le docteur Bigel, savoir : qu'il est parfaitement inutile de se munir de beaucoup d'objets de garde-robe, et qu'on ne fait nul cas de la toilette à Graefenberg. Il est possible que de son temps il était loisible d'en agir ainsi; aujourd'hui le cas est différent, et ce que je viens de rapporter rend inutile tout conseil à cet égard.

Outre les bals que l'on donne chez Priesnitz, il y a plusieurs concerts par semaine à Freywaldau. Ils ont lieu dans un jardin que le Prince V*** a fait arranger, et qu'il a mis généreusement à la disposition du public. Quelquefois il se donne des fêtes de nuit ; elles ont lieu dans un petit bois de sapins, qui se trouve sur un mamelon situé non loin de Graefenberg. C'est surtout dans ces fêtes qu'on juge du nombre des malades qui forment la clientèle de Priesnitz, du rang qu'ils occupent, par la richesse, le nombre des équipages, qui, à travers des chemins détestables, amènent cette foule aristocratique sur la colline où se donne la fête. Des lanternes de papier, coloriées diversement, sont suspendues aux arbres, et suppléent à la lumière du jour : des bancs garnissent la petite esplanade qu'on a ménagée dans le bois, et permettent aux dames d'avoir des siéges commodes, tandis que les hommes circulent et se promènent dans l'enceinte. Vraiment on pourrait se croire à Tivoli. Le pâtissier de Freywaldau a eu soin de transporter au siége de la danse des comestibles et des rafraîchissements, et vous pouvez commander une glace aux ananas, ou aux fraises, vous serez servi.

Ce lieu que je viens d'indiquer se nomme le *Bois d'Eissenberger* : il est ordinairement un but de promenade pour les habitants de Graefenberg. Au reste, tous les chemins qui partent de la maison de Priesnitz sont de véritables promenades naturelles, conduisant à des forêts de sapins, remplies de sources jaillissant à chaque pas. C'est surtout le matin que l'on voit la foule se disperser de tous côtés; gravir les pentes rapides qui se développent au nord de l'habitation, descendre, pour visiter Freywaldau, ou seulement contourner le mamelon qui est à gauche de Graefenberg, et qui s'avance comme un promontoire dans la vallée. C'est sur cette dernière promenade que le visiteur, non prévenu, s'arrête surpris devant un lion d'assez grande dimension et placé sur un socle de granit : comme objet d'art, ce monument, qui est en fonte, n'est certes pas à noter; aussi ne faut-il y voir que l'intention qui a présidé à son érection.

Ce sont des Hongrois qui l'ont fait élever comme marque de reconnaissance des soins que Priesnitz leur avait prodigués. On trouve, gravés sur la base, quelques vers hongrois, qu'un jeune officier de cette nation a bien voulu me traduire. Les voici :

> L'homme ayant commencé dans son orgueil à mépriser la boisson qui était habituelle aux Sauvages, a vu sa santé dépérir et ses forces diminuer. Priesnitz a rendu à l'eau froide ses anciens effets, et la force originelle de nos premiers parents va jaillir de nouveau dans la race des hommes.

LES HONGROIS RECONNAISSANTS

DÉDIENT CE MONUMENT

AU MÉRITE DU FAMEUX PRIESNITZ.

Cette traduction, au dire de mon jeune traducteur, ne rend qu'imparfaitement la beauté, l'énergie et l'élégance des vers hongrois ; aussi je ne puis dire la peine qu'il s'est donnée pour transporter dans notre langue la pensée du poëte.

Sur le sommet de ce mamelon on jouit d'une vue délicieuse : au midi, sont d'immenses chaînes de montagnes qui se déroulent à perte de vue ; vous avez à vos pieds la petite ville de Freywaldau, s'agrandissant chaque jour, grâce à l'affluence des malades, transformant ses habitations irrégulières et basses, en d'élégantes et jolies maisons, qui offrent, en hiver surtout, des logements confortables aux malades. Sur la droite, la vue s'étend dans un horizon sans bornes, et découvre quelquefois, par une belle journée, la petite ville de Neisse, située sur le territoire prussien ; enfin, on a derrière soi l'habitation de Priesnitz, et à sa droite, une longue vallée où se développe le village de Lindeviese. On a la facilité de jouir de ce magnifique paysage du haut d'un fort joli belvédère très-spacieux, à deux étages, ayant au premier un péristyle, qui permet d'embrasser d'un seul coup-d'œil un immense panorama se déroulant du côté de la Silésie-Prussienne, dans un horizon sans fin. On donne souvent dans ce joli pavillon des concerts, des bals : c'est un baron de Vienne qui l'a fait bâtir, et sa construction a dû coûter une assez forte somme. Une plaque de métal, comme celle que nous avons déjà décrite, se trouve sur un des murs et on peut y lire les lignes suivantes :

> « Il avait plu à la divine Providence de m'affliger, ainsi que ma fille C.., Baronne de V. de B., de plusieurs maladies graves et opiniâtres, qui ont exercé l'art des médecins les plus éclairés de Vienne et de la Belgique, sans faire aucun progrès vers la santé.

« La gloire de nous l'avoir rendue appartient tout entière au savant M. Vincent Priesnitz, qui, au moyen de la nouvelle cure d'eau
de Graefenberg, a amené le retour de notre
santé, que nous croyions perdue pour toujours.
Puisse-t-il accepter ces faibles lignes comme
marque de notre estime et de notre reconnaissance éternelle, des soins infatigables qu'il a
pris pour nous conserver la vie.

Sur toutes ces promenades, on trouve de distance
en distance des bancs pour se reposer. Un terrain
même avait été acheté par la commission des fonds
pour y construire un gymnase, et déjà les ouvriers
étaient à l'œuvre, quand Priesnitz prévenu s'y opposa.
Il fit valoir la crainte des accidents, l'embarras où il
se trouverait s'il fallait remédier, soit à des fractures,
ou à d'autres lésions; et en définitive, il empêcha
l'établissement gymnastique de se faire. Il en fut de
même du jeu de quilles qui était en grand honneur
parmi les malades, vu qu'il leur donnait la facilité de
faire de grands mouvements, et de prendre beaucoup
d'exercice; mais la passion du jeu menaçant de s'emparer de tous les joueurs, Priesnitz le supprima.

C'est sur le versant de la montagne dont nous
venons de parler, à son couchant, que se trouve le
chemin qui conduit à Graefenberg. Ce chemin est
très-difficile, en fort mauvais état, surtout quand on
approche des habitations. A mon arrivée, un des
premiers objets qui s'offrit à ma vue fut celui d'une
colonne en granit, assez élevée, couronnée à son
sommet d'un vase en bronze de forme élégante, et
laissant échapper de sa base une fort belle fontaine.
Ce ne fut pas sans un certain plaisir que dans ce
pays, où vous n'entendez que la langue allemande,
mes yeux s'arrêtèrent sur l'inscription suivante :

AU GÉNIE DE L'EAU FROIDE.

Je m'étais figuré, d'après cette inscription, que l'érection de cette colonne était due à la reconnaissance d'un de mes compatriotes; mais depuis j'ai appris que ce monument avait été élevé par les soins d'un prince Transylvain.

Ce n'est pas seulement par des ouvrages de cette nature que les malades se sont plu à exprimer leur gratitude à Priesnitz : il en est un grand nombre qui ont pris la plume et ont payé en termes aussi nobles que convenables un juste tribut d'hommages et d'admiration à leur bienfaiteur. On ne lira pas sans intérêt la brochure du comte Chabot, ni celle du comte de Falkenstein, qui ont donné l'histoire de leur guérison aussi curieuse qu'inespérée.

C'est en s'enfonçant dans les forêts qui s'élèvent derrière Graefenberg que l'on trouve les nombreuses sources où les malades vont puiser et boire l'excellente eau qui doit concourir à leur guérison. Là aussi se rencontrent les douches, construites très-simplement et à peu de frais, par suite des dispositions du terrain. Ces sources sont très-froides, et d'ordinaire j'ai trouvé 9° R. pour la température la plus haute, et 5° R. pour la plus basse. Les malades recherchent toujours l'eau la plus froide, et négligent les sources qui ont le degré le plus élevé.

Les bois sont entrecoupés de sentiers où même par la pluie les promeneurs ont constamment le pied sec; la plus belle saison pour séjourner à Graefenberg est l'automne : le temps à cette époque s'y maintient très-beau, l'hiver y est détestable, excessivement rigoureux : aussi les malades descendent-ils à Freywaldau, où la température est moins glaciale. La haute élévation de Graefenberg doit entrer, je crois, pour beaucoup dans les succès qu'obtient Priesnitz, et l'on a fait la remarque que les traitements qui se font dans la petite ville que nous venons de citer, demandent beaucoup plus de temps pour être conduits à bien, que dans l'établissement de Graefenberg. Plus loin, j'aurai l'occasion de m'étendre sur cette idée.

Ce pays, quoique très-beau, est loin d'offrir cependant cet aspect de nos belles contrées de France. Cette monotonie des forêts de pins attriste plus qu'elle n'égaye; la nature semble morte. Vous n'entendez pas le chant d'un seul oiseau, les campagnes sont muettes, et vous êtes étonné de voir autour de la petite ville de Freywaldau et dans son intérieur si peu de mouvement. Les habitants sont bons, hospitaliers, mais froids, comme tous les Allemands en général. Malgré les avantages que l'affluence des étrangers chez Priesnitz leur a procurés et leur procure tous les jours, il faut dire cependant qu'ils portent à cet homme une envie qui va quelquefois jusqu'à la haine. On m'a raconté que bien souvent des douches avaient été renversées, les conduits des eaux détruits par la main de paysans jaloux de sa réputation, et plus encore de sa fortune. C'est qu'en effet sa position est bien digne de lui faire des envieux. D'une origine obscure, possesseur autrefois d'un bien chétif, il est aujourd'hui connu dans toute l'Allemagne, et à la tête d'une fortune qui ne se monte pas à moins de 1,500,000 fr., et qui s'accroît tous les jours ; c'était plus qu'il n'en fallait pour lui faire autant d'ennemis irréconciliables de tous ceux qui, il y a vingt ans, se trouvaient ses égaux. Dans ces

dernières années, Priesnitz a fait d'importantes ac-
quisitions en Autriche et dans la Silésie-Prussienne,
et les journaux politiques n'ont pas dédaigné de se
laisser aller à quelques épigrammes contre l'inventeur
de l'Hydropathie, se mettant à fonder des brasseries
et des distilleries, ce qui du reste, ne touche nullement à son traitement. Ici je me permettrai une
réflexion : on va partout répétant que Priesnitz exclut
d'une manière absolue le vin, le café, les plaisirs
sexuels, etc. Ce n'est point qu'à mon tour je veuille
le mettre en contradiction avec les entreprises com-
merciales qu'il peut tenter en dehors de sa méthode
curative, je tiens seulement à rectifier des idées qui
me semblent inexactes. Ce n'est point l'usage modéré
des choses que je viens d'indiquer que Priesnitz
défend, c'est leur abus ; et en cela il se trouve d'accord
avec les médecins et tous les hommes de bon sens
qui réfléchissent un peu. Ainsi donc qu'on ne juge
pas trop sévèrement l'Hydropathie et son auteur, qui
prescrit quelquefois plus, pour obtenir moins.

Pendant que Priesnitz exerçait à Graefenberg, un
habitant de Freywaldau voulut marcher sur ses traces.
Celui-ci, au moins, avait un assez bon motif pour
s'engager dans cette voie, puisqu'il exerçait l'art
vétérinaire, et qu'à tout prendre, c'était une extension donnée à sa pratique. Il paraîtrait que le succès
vint aussi couronner ses cures, et que dans des cas
où Priesnitz avait échoué, Weiss, (c'est le nom de cet
homme,) obtint d'excellents résultats. Nécessairement
la présence des deux praticiens devait entraîner les
malades à épouser le parti de l'un ou de l'autre :
aussi la société était-elle divisée en *Weissiens* et en
Priesnitziens. Aujourd'hui tout motif de division a
disparu : une compagnie anglaise s'est formée pour
élever dans les environs de Londres un établissement

semblable à celui de Graefenberg, et Weiss a été mis à sa tête. Du reste, il paraîtrait que ces deux hommes ont toujours vécu en fort bonne intelligence, et que Priesnitz a désigné lui-même son compatriote, comme très-apte à traiter les maladies, par la méthode hydropathique.

Mais ce n'est pas le seul concurrent qui ait voulu rivaliser avec le praticien de Graefenberg. Dans le village de Lindéviese, qui se trouve dans les environs, vit un homme, qui, dit-on, a rempli autrefois dans les hôpitaux militaires de l'armée d'Autriche les fonctions d'infirmier. Schrott, (c'est ainsi qu'il se nomme,) prétend que la méthode de Priesnitz est défectueuse; qu'il n'y a aucun avantage à faire boire beaucoup d'eau aux malades, etc. Avant d'aller plus loin, je demanderai pardon au lecteur de lui exposer, très-sommairement cependant, la doctrine d'un empirique, qui vous débite du plus grand sérieux les plus étranges théories sur le mécanisme des fonctions, la production des maladies, et qui n'est à tout prendre qu'un *charlatan*, ne comprenant le plus souvent ni ce qu'il fait, ni ce qu'il dit. Il réussit quelquefois; et pourquoi non? *Ab omni methodo non omnes trucidantur.* Avouons qu'il se fait là, dans ce coin reculé de l'Autriche, les expériences les plus curieuses sur l'espèce humaine, *in animâ vili,* comme dirait le poëte comique; c'est au véritable médecin à faire profiter la science de ces pratiques, qui, à bien prendre, ont toujours un bon côté, puisque le Gouvernement est assez peu soucieux de la santé publique, pour laisser ainsi l'ignorance et le charlatanisme s'étaler effrontément. Autant la méthode de Priesnitz est rationnelle et mérite d'éloges, autant celle-ci est dangereuse et mérite le blâme, surtout entre les mains de son inventeur.

Schrott est donc le praticien de Lindeviese, comme Priesnitz est celui de Graefenberg. Le premier n'a d'ordinaire pour clients que ceux qui, après avoir pratiqué longtemps la cure hydropathique, et n'ayant éprouvé aucun effet de ce traitement, veulent tenter une dernière épreuve ; car le cœur humain est fait tel, qu'il espère toujours, et qu'il usera de tous les moyens pour obtenir une guérison qui est souvent impossible.

Voici la méthode de traitement de Schrott ; c'est une modification de celle de son voisin, dont il ne parle, du reste, qu'avec un dédain bien marqué, et une critique amère, quelquefois méchante et caustique. Pour lui le point capital dans les maladies c'est la sudation prolongée pendant 5, 6, 7, 8 heures dans les draps mouillés et la couverture de laine ; les malades s'y habituent graduellement. Pendant tout le temps qu'ils sont enveloppés, les patients doivent supporter la soif, et hors le temps de la sudation le régime doit être maintenu sévèrement, surtout pour la quantité ; c'est véritablement *cura famis*. Les malades se nourrissent de petits pains blancs, de viandes rôties, et d'un peu de vin, le tout pris en petite quantité ; et celui-là guérira plus vite, qui suivra le mieux le régime prescrit. D'ordinaire la cure ne demande qu'un ou deux mois ; elle peut aller jusqu'à six mois, si les malades se relâchent un peu sur le régime, et Schrott le permet assez facilement, du reste, quand les clients sont assez riches pour prolonger leur séjour chez lui.

Un fait assez curieux que je livre à l'attention des médecins, c'est que dans ce mode de traitement les urines offrent quelque chose de remarquable. Quand vous traversez le village de Lindeviese, vous pouvez voir sur les croisées des verres où chaque malade a soin de recueillir ses urines. Vous pouvez même conclure, à ce seul signe, que dans cette maison loge un client de Schrott. Ces urines, que j'ai été à même d'observer, présentent, au dire des malades et de Schrott, les premiers jours du traitement, un dépôt épais plus ou moins foncé en couleur ; l'urine ressemble quelquefois à de la lie de vin ; à mesure que le traitement marche, les liquides dus à la sécrétion urinaire s'éclaircissent, et c'est à leur limpidité que ce praticien d'un nouveau genre reconnaît la tournure salutaire que prend la maladie. Il paraît que dans des cas opiniâtres ce traitement a eu de l'efficacité : ainsi, dans les scrofules, la siphilis, etc. ; j'ignore son utilité dans d'autres affections. Je me suis laissé dire cependant qu'un malade était mort dans la couverture ; qu'un autre avait succombé, pour avoir fait usage trop vite d'aliments que son estomac n'était pas en état de supporter, après un régime si rigoureux. Enfin, pour terminer ce que j'ai à dire sur Schrott, j'ajouterai qu'il compte à peine 20 malades ; tandis que Priesnitz en a 500, et que c'est lui faire trop d'honneur que d'établir un parallèle entre lui et l'inventeur de l'Hydropathie, dont il ne pourra jamais, quoi qu'il fasse, atteindre à la hauteur.

Le médecin qui séjourne quelque temps à Graefenberg ne manque pas de faire une visite à Schrott. Sa conversation est amusante et récréative, parfois caustique, surtout quand il s'attaque à son voisin.

Celui qui se rend à Graefenberg entreprend un assez long voyage. A ceux qui seraient tentés de le faire, je conseillerais de se familiariser d'abord avec la langue allemande, ce qui est assez facile, en se procurant l'excellente grammaire d'Ollendorf. Pour le voyage, on a trois lignes à suivre :

la plus directe est par la Bavière et la Bohême. Ce serait sans contredit la voie la plus agréable dans la saison des eaux. On pourrait visiter sur sa route, comme je l'ai fait, Wisbade, Franzensbrunn, Marienbad, Carlsbad, Reiners, Landeck. L'inconvénient qu'il peut y avoir à choisir cette direction, c'est la lenteur du voyage, et par suite l'augmentation des frais ; car on est obligé d'aller d'une ville à une autre en prenant des voitures particulières, la poste n'offrant pas plus d'avantages. Le mieux est donc de prendre par Vienne ou Leipsig. En passant par la capitale de l'Autriche on a les bâteaux à vapeur du Danube et le chemin de fer jusqu'à Olmutz ; de cette dernière ville on n'est plus qu'à une journée de Graefenberg, et les communications sont fréquentes et faciles. En passant par Francfort-sur-le-Mein, Leipsig, Dresde, on peut de cette dernière ville gagner Neisse, qui se trouve dans la Silésie-Prussienne, et de là Graefenberg. A partir des frontières de France, on peut faire le voyage facilement en huit jours et ne pas dépenser plus de 250 fr. Un conseil que je crois utile de donner, c'est de se munir de préférence de monnaie d'or, et ne la changer qu'au fur et à mesure des besoins.

A Graefenberg, les dépenses peuvent se monter au maximum à 20 fr. par semaine, nourriture, logement compris. A Freywaldau, on payerait beaucoup plus cher.

Un voyage dans la Silésie-Autrichienne sera donc pour un médecin instructif et agréable à la fois, surtout s'il est entrepris dans la belle saison. Puissent ces quelques lignes écrites sans suite et sans ordre, ne se recommandant que par l'intention qui les a dictées, inspirer à mes jeunes confrères le désir de visiter les établissements d'Allemagne, et Graefenberg en particulier. Puissent-ils y trouver comme moi des confrères bienveillants, pleins d'aménité et d'instruction ; empressés de les faire participer aux notions qu'ils auront pu recueillir. C'est ainsi qu'ils pourront se faire une idée juste d'une thérapeutique, nouvelle seulement sous quelques rapports, employée partiellement en médecine, vantée à diverses époques, mais qui doit désormais prendre dans la science le rang et l'autorité qui lui appartiennent.

PROPOSITIONS.

DU FROID.

I.

Le froid est le plus absolu, le plus franc et le plus radical des sédatifs. (Trousseau et Pidoux, *Traité de Thérap.*)

II.

On peut, à l'aide du froid, obtenir une médication tout opposée à la médication sédative, et ainsi considéré, le froid est un des agents les plus efficaces de la médication tonique. (*Id.*)

III.

Le froid, employé sous la forme des affusions, agit, non-seulement comme moyen sédatif, mais aussi comme moyen puissamment perturbateur; de cette manière, il peut trouver son indication dans certaines maladies ataxiques, dans certaines fièvres essentielles, *cum materiâ*, dans le cours desquelles l'état fébrile, l'harmonie de la fonction pathologique, sont suspendus et sont remplacés par des phénomènes nerveux, tels que le délire, etc. (*Id.*)

IV.

Zimmermann, appelé pour traiter une petite vérole confluente chez l'enfant chéri d'une maison distinguée, que l'on tenait enfermé entre quatre rideaux, enfoui sous trois couvertures, dans une chambre bien close et constamment chauffée, et pour médicaments, des boissons à une haute température, du vin et des cordiaux....., eut le courage de braver l'opinion et de se roidir contre les cris d'une mère éplorée. Trouvant l'enfant en transport, il fait éteindre le feu, ouvrir les rideaux, les portes et les fenêtres, et va le reposer, couché sur son oreiller, à la croisée et sur la neige... Aussitôt le délire tomba, la fièvre se calma, et tout rentra dans l'ordre. (ZIMMERMANN, *De l'expér. en médecine.*)

DE LA SUEUR.

V.

La transpiration n'est pas seulement une évaporation d'humidité ; elle est aussi à d'autres égards une fonction analogue à la respiration qui enlève le carbone du corps en le combinant avec l'oxygène de l'atmosphère. Les pores cutanés exportent, la peau tout entière respirant (RÉVEILLÉ-PARISE, *Physiol. et hygiène des hommes livrés aux travaux de l'esprit.*)

VI.

Toutes les humeurs émanent du sang, et toutes influent sur la santé par leur quantité comme par leur qualité ; voilà qui est très-positif. (TROUSS. ET PID. *Op. cit.*)

VII.

Les évacuations sanguines affaiblissent énormément plus le système nerveux que les évacuations humorales. (*Id.*)

VIII.

Les lois de l'organisme nous apprennent encore que le mouvement vital le plus favorable à la santé se fait toujours du centre à la circonférence. (Réveillé-Parise, *Op. cit.*)

IX.

Il est fort important en thérapeutique de bien se rappeler que si l'action exagérée du calorique est immédiatement très-excitante, elle est aussi le moyen le plus sûr d'amener consécutivement une grande atonie dans les parties qui y ont été exposées, et que c'est tout le contraire pour l'application du froid. (Trouss. et Pid., *Op. cit.*)

X.

Les bains orientaux, suivant Savary, ont l'inconvénient de rendre les chairs décolorées, flaccides et pendantes ; de disposer aux céphalalgies, aux syncopes ; et l'hydropisie finit même souvent par amener la mort de ceux qui, par état, servent les autres.

XI.

On parle souvent des résultats funestes d'une sueur rentrée : ils sont réels en effet, mais ils ne sont pas dus à la rétrocession d'une matière excrémentitielle, dont l'expulsion importait à l'économie. Ils tiennent à ce que l'excitation qui se passait à la peau pour la production de la sueur est tout à coup appelée sur un autre organe, et y détermine une congestion morbide ; il y a eu métastase, non de la sueur, mais du mouvement vital, si on peut parler ainsi. (ADELON, *Physiol. de l'homme.*)

XII.

C'est surtout dans les maladies chroniques constitutionnelles que l'emploi des sudorifiques est indiqué. La siphilis, le rhumatisme, la goutte atonique, le scrofule, la cachexie mercurielle, la diathèse purulente, réclament l'emploi de ces moyens. En favorisant la tendance vers la peau, les sudorifiques présentent à chaque instant le sang et les produits morbides qu'il contient, au plus vaste émonctoire de l'économie, et chaque jour, à chaque instant, un peu de la cause morbifique est éliminée. (TROUSS. ET PID. *Op. cit.*)

DE L'EXERCICE ET DU RÉGIME.

XIII.

Voulez-vous fortifier les organes : exercez-les. (RÉVEILLÉ-PARISE, *Op. c.*)

XIV.

Le sang est fait pour circuler, les membres pour s'exercer ; vie et mouvement sont synonymes. (*Id.*)

XV.

Sans exercice, rien de plus rare qu'un bon estomac. (*Id.*)

XVI.

Abernethy disait à un riche lord qui lui demandait un remède contre la goutte : « Vivez d'un schelling que vous aurez gagné la veille. »

XVII.

Beaucoup d'hommes instruits disent : Pharmacon, venenum. (Réveillé-Parise, *Op. cit.*)

XVIII.

L'exercice des muscles locomoteurs est le meilleur moyen de détruire la mobilité convulsive. (Broussais, *Exam. des doctrines.*)

XIX.

Il est des médecins qui croiraient n'avoir pas bien guéri, et se trouveraient indignes de leur titre, s'ils avaient guéri sans le secours de la pharmacie : vérité méprisée aussi par les malades, qui ne font aucun cas d'un docteur, quand celui-ci a la conscience de ne pas les droguer, et qui jugent que le médecin ne voit rien à leurs maux, qu'il est inactif, ou qu'il désespère d'une guérison, quand il cherche exclusivement ses moyens curatifs dans les ressources de l'hygiène. (Trouss. et Pid. *Op. cit.*)

XX.

Croyez-moi, cette science n'est pas vulgaire, elle exige une hauteur de vues et des qualités bien supérieures à celle de ces *Bavius* de notre art, qui pensent que la médecine se fait uniquement avec des drogues. (RÉVEILLÉ-PARISE, *Op. cit.*)

XXI.

Les méthodes curatives les plus convenables se tirent toutes de l'hygiène : quant à moi, j'atteste qu'il m'est souvent arrivé de guérir des savants, des gens de lettres, des hommes condamnés à de longs et pénibles travaux de cabinet, par un régime approprié à leur tempérament et continué avec persévérance. A l'imitation de Linnée, j'ai guéri par l'usage de l'eau fraîche, prise à jeun, moyen secondé par un régime régulier. (RÉVEILLÉ-PARISE, *Loc. cit.*)

XXII.

L'exercice est nuisible ; oui, pour des êtres affaiblis par des habitudes casanières, par la vie sédentaire, par l'air chaud, sans ressort et débilitant des villes, mais non pour celui qui, selon la mesure de ses forces, les exerce journellement à l'air libre, et les appelle à l'extérieur, maintient ce bien-être, cette harmonie des forces physiques, seule base de la santé. (*Id.*)

XXIII.

On lit dans un conte arabe qu'un roi n'ayant pu se rétablir d'une grave maladie, fit appeler un médecin, qui le guérit de la manière suivante. Ce docteur prit un mail, et après avoir creusé le manche, il le remplit de diverses drogues dont il vanta beaucoup la vertu. Il accommoda une boule de même ; le lendemain il dit au roi de s'exercer tous les matins de bonne heure, et de pousser vigoureusement la boule jusqu'à ce qu'il se sentît en sueur. La recette opéra si bien, que le prince fut guéri de sa maladie, qui avait résisté à tous les remèdes.

XXIV.

Or, quiconque prononce ce mot, fréquemment répété et si fatal à l'humanité : « Je ne puis donner que peu de temps à ma santé, » est irrévocablement voué à la douleur et aux maladies (RÉVEILLÉ-PARISE, *Op. cit.*)

XXV.

Tout individu faible et épuisé, qui, mettant exclusivement sa confiance dans l'action des substances médicamenteuses, croit boire la santé en avalant des drogues, est complètement trompé dans son attente. Malheureusement cette conduite n'est que trop ordinaire, même chez les gens instruits. En général, la méthode hygiénique est la méthode par excellence ; on ne peut rien sans elle, et très-souvent elle suffit seule dans beaucoup de cas. A la vérité, ses moyens agissent lentement, je le répète ; mais qu'importe, si leur action est réelle et positive. Qui peut voir le mouvement insensible de l'aiguille d'un cadran ? (*Id.*)

XXVI.

Chez les personnes sujettes à l'éréthisme et chez

les hypocondriaques, le régime froid, c'est-à-dire, la précaution de faire prendre toutes les boissons et tous les aliments à une température fraîche, réussit souvent à merveille, et mieux que les traitements les plus actifs. (TROUSS ET PID., *Op. cit.*)

DU TRAITEMENT DES MALADIES EN GÉNÉRAL.

XXVII.

La médecine au milieu de sa marche a toujours conclu à la guérison des maladies par deux moyens : la débilitation et la stimulation. (*Id.*)

XXVIII.

Je guéris en fortifiant, tandis que les médecins guérissent en affaiblissant. (PRIESNITZ.)

XXIX.

C'est moins l'état local que l'état général qui doit diriger le médecin. (TROUSS. ET PID., *Op. cit.*)

XXX.

Il y a réellement une médecine à l'eau, et l'eau possède une incontestable vertu. (HEIDENHAIN, *Exp. de la doct. hydr.*)

XXXI.

On peut soupçonner un temps où les eaux minérales seront obligées d'abandonner une part de leur célébrité aux établissements hydriatriques. (*Id.*)

XXXII.

Un grand nombre de faits obtenus sans théorie préconçue, et dont la réalité ne peut être révoquée en doute, annoncent une action curative remarquable par l'action de l'Eau froide. Il est donc permis de croire qu'en effet l'action curative de l'Eau froide est un puissant moyen médical applicable à un grand nombre de maladies, et qui mérite d'être propagé. (PELLETAN, *Observ. sur l'Hyd.*)

XXXIII.

Les transpirations abondantes occupent déjà un rang distingué dans notre thérapeutique; mais il faut convenir qu'il nous manquait un moyen certain de les produire à volonté, et surtout sans courir le risque d'enflammer un organe essentiel.

La méthode de Priesnitz paraît curative et rationnelle. (*Id.*)

DU

TRAITEMENT

HYDROPATHIQUE.

DU
TRAITEMENT HYDROPATHIQUE.

CHAPITRE PREMIER.

PRÉJUGÉS.

Nous n'en sommes plus heureusement à ces temps
où la Médecine s'insurgeait contre l'art des boulan-
gers, et prétendait leur interdire comme pernicieux
l'usage de la levure de bière pour faire lever leur pain.
C'était là, il faut l'avouer, une querelle bien mes-
quine, comparativement aux tempêtes violentes sou-
levées par l'inoculation de la petite vérole, la découverte de la vaccine, l'emploi du quinquina, l'usage
de l'émétique. Et ce n'était pas seulement le monde
médical qui prenait part à ces luttes, mais toutes les
classes de la société, et les plus éclairées surtout. C'est

alors qu'il se formait des divisions profondes, et que chaque parti s'attaquait avec une vigueur, un acharnement dont on peut aujourd'hui difficilement se faire une idée. On voyait alors les docteurs Vaume, Chapon, Moulet, Reynald, écrivant que l'inoculation était un attentat contre le genre humain, une pratique désastreuse, homicide, bien faite pour ravaler le roi de l'univers jusqu'au rang des animaux. C'était un chirurgien français qui osait soutenir que la vaccine était un présent de Pitt et de Cobourg. Le docteur Bowley allait jusqu'à dire que le projet d'exterminer la petite vérole était impie, attentatoire à la majesté de Dieu ; car la petite vérole, disait-il, vient du Ciel, comme tous les fléaux qui nous affligent ; et que se révolter contre cette maladie, c'était se révolter contre le Ciel même.

L'histoire de la médecine fourmille d'exemples de cette sorte. Elle nous prouve que toutes les découvertes ont eu à lutter à leur origine contre une opposition le plus souvent fondée sur l'ignorance, les préjugés, quelquefois cependant loyale, consciencieuse ; mais toujours vive, et d'autant plus ardente, qu'elle s'attaquait à une découverte féconde en résultats.

Aujourd'hui, disons-le, le siècle est trop éclairé, les lumières sont trop répandues, pour qu'on ait à subir de semblables luttes. Nous sommes arrivés à une période toute d'expérimentation, de positivisme, si je puis m'exprimer ainsi ; et certes une méthode de traitement qui ne se base que sur des faits, qui emprunte toute sa force d'observations longuement répétées, qui se fonde enfin sur l'empirisme, cette méthode, dis-je, se trouve dans la position la plus convenable, la plus simple, pour être sainement appréciée.

Il faut voir pour savoir, dit un proverbe vulgaire, et ceci doit surtout s'appliquer au traitement hydropathique ; or comme bien peu ont vu, et surtout parmi les médecins, il doit nécessairement s'en trouver un grand nombre qui de prime abord sont portés à repousser une méthode qui vient renverser leurs idées et bouleverser leur thérapeutique. Il y a cela de vraiment curieux : c'est que si vous abordez cette question avec un collègue, la première réponse qu'il vous fera, c'est que l'eau a été employée de tout temps en médecine, et que dans maintes circonstances elle l'est encore. Rien de plus vrai assurément : mais de ce que les travaux des Currie, des Giannini aient appelé l'attention sur cet agent de la Nature, employé comme moyen thérapeutique, s'ensuit-il que leurs conseils aient été suivis, que leur conduite ait été imitée? Si MM. Josse, Bérard, Fleury, La Corbière, ce dernier surtout, ont vanté les bons effets de l'eau dans une foule de cas, notamment dans les plaies, les fractures, les lésions traumatiques de toutes sortes, voyons-nous cette pratique être universellement répandue? et à tout prendre, en agissant comme ces derniers, fait-on de l'Hydropathie? Sans doute que ces applications rentrent dans la méthode que nous étudions ici ; mais il y a encore loin de tout ce que les auteurs peuvent nous avoir appris sur l'efficacité de l'eau, à ce que véritablement nous enseigne la science empirique du Campagnard Silésien. Faisons donc amende honorable, et ne craignons pas d'avouer l'ignorance où nous sommes d'une thérapeutique toute neuve, et qui cependant nous paraît vieille de plusieurs siècles.

L'Hydropathie, telle qu'elle doit être comprise, est une méthode de traitement complexe, se modifiant à l'infini dans sa forme et ses effets, pouvant suffire seule dans un grand nombre de circonstances, et destinée à agir profondément sur la thérapeutique ; loin d'être d'une application facile, et à la portée de tout le monde, elle réclame au contraire beaucoup de tact et d'intelligence, et une connaissance approfondie de la matière. Cette méthode, je l'ai déjà dit, est fondée sur l'empirisme, et pour s'en faire une juste idée, il ne suffit pas de quelques notions théoriques, de quelques idées incomplètes, puisées dans les divers ouvrages qui traitent de ce sujet ; il faut l'avoir vu mettre en pratique, l'avoir pratiquée soi-même ; aussi, s'il est un conseil à donner, aux jeunes médecins surtout, c'est de ne pas négliger un moyen qui doit leur rendre les plus éminents services, en même temps qu'il leur assurera de suite une vogue et des succès que l'Envie et la Jalousie voudront en vain leur contester.

S'il est une classe de personnes auxquelles ce mode de traitement doive être préjudiciable, c'est, sans contredit, celle des Pharmaciens. Mais déjà les progrès des sciences médicales, l'heureuse influence opérée par les travaux de Broussais, avaient porté un coup redoutable à cette branche autrefois si importante de la médecine. Nous sommes loin, en effet, et nous devons nous en féliciter, de ces temps où chaque maladie réclamait une préparation spéciale, où se faisaient les compositions les plus bizarres, les mélanges les plus hétérogènes, arcanes de toute nature, élixirs de toute sorte, relégués aujourd'hui dans des pharmacopées qu'on ne lit plus, et des traités de thérapeutique qu'on néglige. Soyons justes cependant dans notre critique. Loin de nous la pensée de jeter le ridicule, et d'appeler le blâme sur la Pharmacie ! Chercher à restreindre le plus possible son emploi n'est pas la déprécier ; c'est à cet art important qu'on doit les progrès de la Chimie, science qui de nos jours rend de si grands services, et qui concourt puissamment à l'avancement et aux progrès des sciences physiologiques.

Cette méthode aura donc à se défendre contre des intérêts particuliers vivement froissés ; elle devra, d'un autre côté, surmonter les difficultés de la pratique, détruire une foule de préjugés sanctionnés jusqu'à ce jour par la médecine, et solidement enracinés dans l'esprit des populations. Aussi la tâche sera rude à remplir, et bien du temps se passera encore avant que l'Hydropathie soit jugée sans prévention. Son plus ferme appui doit nécessairement se trouver chez les hommes qui se sont voués à la noble mission de soulager les maux de leurs semblables, et il leur appartient de se rendre familier ce mode de traitement. Évidemment celui-là saisira mieux qui aura par devers lui plus de connaissances, et surtout moins de ces préjugés qui dénotent toujours un manque de philosophie, et peu de grandeur dans les idées. D'un autre côté, il ne faut pas que les médecins s'abusent; qu'ils s'imaginent qu'il leur sera suffisant de passer 24 heures dans un établissement hydropathique ; de visiter les salles de bain et les douches, pour se croire des hydrothérapeutes parfaits. Je ne veux pourtant pas dire qu'il faille passer des années pour étudier une méthode, qui, après tout, n'est qu'un mode particulier de curation des maladies, ajouté à ceux que nous connaissons déjà, et que le médecin doit étudier, comme du reste il le fait et doit le faire pour tous les agents de la matière médicale. Agir autrement, ce serait s'exposer à de graves mécomptes, d'abord dans la pratique du traitement, ensuite peut-être en l'appliquant sur soi-même.

Voici un fait qui prouvera plus que tous mes raisonnements : Un jeune docteur polonais, ayant ouï dire que des milliers de malades s'étaient jetés en pleine transpiration dans un bain froid qui ne leur avait pas nui, imagina après une longue équitation de se jeter au fort de l'été dans le courant d'un fleuve. Une apoplexie, qui l'enleva en peu de jours, lui prouva qu'il avait fait une fausse application d'un moyen qu'il ne connaissait pas.

Si un homme qui possède des connaissances médicales a pu se tromper d'une manière aussi étrange, on ne s'étonnera pas que de simples malades, qui n'avaient pas les mêmes avantages que ce jeune médecin pour se garder de la même faute, eussent à leur tour compromis leur existence en employant un moyen qui est innocent, quant à sa nature, mais dont l'application mal entendue peut être funeste. C'est ainsi que deux podagres, dans une attaque de goutte régulière, au lieu d'exciter la transpiration pour donner par ce moyen issue aux matières goutteuses, et de se laver momentanément avec de l'eau froide, ce qui, en excitant une réaction secondaire, aurait porté la goutte aux extrémités, placèrent d'après leur propre inspiration ou la lecture mal entendue des ouvrages qui traitent de ce sujet, les pieds dans un baquet d'eau froide, jusqu'à cessation de douleurs. Tous les deux ont payé de leur vie l'emploi inopportun de ce moyen si salutaire dans d'autres circonstances ; le premier est mort d'une hydropisie de poitrine, précédée d'un point de côté goutteux ; le second, après être devenu aveugle, a succombé à une inflammation des membranes du cerveau.

Je viens de citer deux faits, et deux faits authentiques, rapportés par le docteur Sauvan, médecin polonais fort distingué : c'est faire par conséquent la part de chacun ; médecins et malades doivent y trouver leur profit. Le public accueille généralement avec faveur cette méthode ; du moins les exemples que j'ai eus sous les yeux m'ont fait naître cette opinion. Toutefois, je dois ici quelques conseils aux personnes qui suivent cette cure. Par cela même que cette méthode est simple, d'une application facile, il semble qu'on puisse se passer de guide, et se faire son propre médecin. Je n'irai pas contre des faits qui prouvent que certains malades ont réussi en suivant cette marche ; cela se conçoit et s'explique très-bien dans les cas légers ; mais dans les cas graves, les affections chroniques, la guérison dépend bien souvent, je pourrais même dire toujours, de la bonne direction imprimée au traitement par un praticien expérimente. Croit-on, par hasard, qu'il soit indifférent de passer d'une application à l'autre, de faire usage dès le principe de la douche, de la sueur ? c'est là l'erreur. Le grand point, le point difficile, c'est de saisir l'à propos de tel ou tel procédé, et de graduer le traitement de son malade. Aussi, que voyons-nous souvent ; c'est qu'un individu dont l'affection est restée stationnaire dans un établissement, obtient de l'amélioration dans un autre : c'est qu'en un mot le médecin n'a pas à traiter des maladies, mais des individualités morbides.

Réfuterons-nous maintenant de fausses idées, d'absurdes croyances, que l'esprit d'envie, de jalousie, de haine, se plaît à répandre, à défaut de solides raisons ? Chose étrange ! à des distances éloignées, vous trouvez les mêmes opinions, les mêmes errements, basés sur les mêmes faux principes, et accompagnant l'Hydropathie dans sa marche progressive. Il est tel individu à qui ne manquent cependant ni les lumières, ni le jugement, et qui ne voit dans cette méthode thérapeutique que l'ingestion d'une plus ou moins grande quantité d'eau dans l'estomac ; la quantité est toujours exagérée, sans aucun doute, et comme il n'est idée si absurde qui ne trouve crédit près des masses, on en a conclu que cette eau bue en très-grande quantité, produisait l'hydropisie. Certes, l'usage de l'eau, même à forte dose, produira sur l'estomac l'effet de tout autre liquide ingéré dans cet organe; et comme ses propriétés ne sont nullement nuisibles, on ne pourra que voir survenir des vomissements si l'action des sécréteurs n'est pas suffisante pour débarrasser l'économie de ce qui est en surplus. Si on a pu faire croire à la manifestation d'une hydropisie, c'est qu'on n'a vu dans ce fait qu'un rapprochement entre l'accumulation de sérosités dans la cavité abdominale, et l'ingestion de l'eau dans l'estomac. Énoncer une pareille opinion, c'est en montrer toute l'absurdité.

Un reproche qu'on ne sait vraiment comment qualifier, et qui a cours parmi les gens du monde, c'est que l'Hydropathie ne réussit pas toujours, voire même qu'elle éprouve des insuccès, et que, chez certains malades, elle a été funeste ; mais depuis quand faut-il qu'un traitement réponde à tous les cas, et les guérisse tous, pour ainsi dire sans coup férir ? On est là cherchant à surprendre cette méthode, s'étudiant à la trouver en défaut ; mais encore une fois, faites la comparaison avec toutes celles qui peuvent la suppléer, et celles-là aussi ne sont-elles pas bien souvent forcées d'avouer leur impuissance ? On ne serait pas éloigné, avec un tel système, d'exiger qu'elle fît des miracles ; mais, qu'on le sache bien, si l'Hydropathie est puissante, elle a aussi ses revers ; ce qui fait sa supériorité, c'est que dans les cas où les autres moyens ordinaires échouent, elle vient encore

à ce moment offrir une dernière ressource à l'homme
de l'art ; et quand enfin ce n'est plus la guérison, mais
l'existence qui est en question, elle possède le précieux avantage de prolonger les derniers moments
du malade.

Battue sur un terrain, rien de plus naturel que la
Critique se rejette sur un autre. Ainsi, à entendre les
adversaires de l'Hydropathie, ce traitement devrait
occasionner la chute des cheveux, rider la peau, en
un mot amener une vieillesse précoce. Tout cela a été
dit et se dit encore : mais on va plus loin, et on ne
craint pas d'avancer que les guérisons obtenues par ce
moyen ne sont pas, dans le fond, de véritables guérisons ; qu'elles ne sont que temporaires, et que la maladie existe toujours, à l'état latent bien entendu, et
destinée un jour ou l'autre à faire une nouvelle explo-
sion. Pour répondre à des arguments aussi spécieux
que les précédents, je dirai avec le docteur Sauvan,
que j'ai déjà eu l'occasion de citer, que : « Si on entend par guérison radicale l'empêchement du retour
de la maladie, même en s'exposant aux influences
qui l'ont excitée pour la première fois, cette méthode,
pas plus qu'une autre, ne le préviendra ; mais que si par
cure radicale on comprend l'éloignement du produit
matériel de la maladie avec ses souffrances, sa gêne,
la guérison sera radicale. » Quant aux rides préma-
turées que ce traitement pourrait déterminer, ce serait
plutôt l'effet inverse qu'il faudrait dire. Ne voyons-
nous pas, en effet, la vie être plus active, le développement du corps plus rapide à mesure que nous allons
vers les pays chauds, et les résultats inverses ne se
rencontrent-ils pas quand on étudie l'organisation des
peuples du Nord ? Si donc le froid agit de cette sorte,
et l'étude des climats le prouve surabondamment, le
traitement hydropathique, si simple, si rationnel, puis-

qu'il rentre dans l'hygiène, ne concourt-il pas, par l'usage qu'il fait du froid, à retarder quelque peu le développement de l'organisme? Sans doute, il ne faut pas attacher à cette idée plus d'importance qu'elle n'en mérite, et si ce n'était pour réfuter l'opinion contraire, je ne m'y serais nullement appesanti. Oui, disons-le, loin d'altérer l'organisation de la peau, ce traitement la ramène à son type normal, augmente sa vitalité, rétablit ses fonctions et assure de toutes manières son intégrité. Quel est le cosmétique qui, à tout prendre, remplacera jamais l'eau, et peut-on en trouver un plus inoffensif, plus salutaire, et surtout plus commun? Si l'hygiène recommande l'emploi de l'eau sous toutes ses formes dans des cas si divers, ne désespérons pas de voir aussi la thérapeutique se lancer dans la nouvelle voie qui vient de s'ouvrir devant elle. Sans doute que de tout temps les médecins ont reconnu les précieux effets de l'eau et l'utilité de son emploi ; mais ne pourrait-on encore leur appliquer ce que disait Linnée de son temps : « *Qui longas formulas componit, peccat aut fraude aut ignorantiâ.* Ces paroles sont sévères, il dépend de nous qu'elles ne soient pas justes. Il pensait vrai aussi, l'illustre Boerhaave, quand, à son lit de mort, il disait qu'il laissait deux grands médecins après lui, la Diète et l'Eau. Ne lisons-nous pas dans le *Manuel du Chirurgien militaire*, par le baron Percy : « Qu'il aurait abandonné la chirurgie des armées si on lui eût interdit l'usage de l'eau. Combien de fois, ajoute cet illustre praticien, les eaux de la Moselle, du Rhin, du Danube, du Niémen, de l'Ébre et du Nil, n'ont-elles pas seules fait les frais des pansements et de la guérison de nos nombreux blessés ! » Hoffmann avait raison de dire que s'il existait un remède universel, ce ne pouvait être que l'Eau. Concluons donc de tout ce que nous venons de dire que l'Hydropathie est destinée à des

succès certains, durables ; que cette méthode n'est
pas nouvelle quant au fond, mais seulement quant à
la forme ; qu'elle seule suffit dans une infinité de cas,
et que son extension devra nécessairement faire diminuer cette foule d'affections chroniques contre lesquelles la médecine ordinaire ne peut rien. Je sais
que mon opinion, seule, isolée, doit avoir peu de
poids, aussi je prends la liberté de la corroborer de
celle d'un homme instruit, bon juge d'une question
dont il a fait une étude spéciale : je veux parler du
docteur Heidenhain. Ce médecin, après avoir énumé-
ré les avantages de l'Hydropathie, comparés à ceux
que nous offre la médecine ordinaire, ajoute :
« Qu'il ne s'agit point là d'une affaire de mode, d'un
caprice passager, mais d'une acquisition réelle, qui
restera en médecine, et qui tournera au profit de l'Humanité souffrante, quand les médecins voudront s'en
emparer. » Et plus loin il ajoute, après avoir parlé des
obstacles de toutes sortes qu'on lui suscite : « Ayons
confiance dans le bon sens public, et espérons que
ces misérables manœuvres n'empêcheront pas de soumettre à l'examen de la saine et froide raison une
méthode curative qui a besoin sans doute d'être étudiée encore, mais qui a déjà subi assez d'épreuves
pour qu'on soit fondé à croire qu'elle réalisera au
moins une bonne partie de ses promesses. »

Le docteur Ehrenberg s'est trop attaché, à mon
sens, à faire voir l'enthousiasme que ce traitement
a fait naître. Que cette méthode perde de sa vogue,
que l'avenir la fasse déchoir un peu de ses prétentions, rien n'est plus certain, et c'est moins à constater l'exagération de ses partisans qu'un médecin
véritablement instruit doit s'attacher, qu'à faire
voir au contraire tous les immenses résultats qu'elle
peut donner un jour. L'enthousiasme, l'imagination,

accompagnent toutes les nouvelles découvertes; s'en garantir est chose fort louable, mais vouloir l'empêcher, c'est impossible. Appelons donc de tous nos vœux le moment où cette méthode bien comprise fixera tous les suffrages. Que chacun apporte dans la discussion de cette grave question toute la loyauté et la franchise qu'elle réclame; qu'il laisse de côté les vaines susceptibilités, pour y substituer la raison; qu'il s'affranchisse de tous liens, de toute doctrine, de tout système, afin de pouvoir prononcer en parfaite connaissance de cause. Convier les esprits à une pareille œuvre, c'est les appeler à concourir au progrès de nos connaissances, et plus immédiatement encore à soulager les douleurs de ceux qui réclament incessamment nos soins. Mais tout le monde se dit: c'est d'Allemagne que nous viennent toutes ces découvertes plus éblouissantes par leur titre que par les résultats qu'elles nous ont donnés; c'est au sein des universités germaniques que s'élaborent ces conceptions que certains esprits ne savent de quel nom qualifier : telles que le Magnétisme, la Phrénologie, l'Homéopathie. Que conclure de ce fait, sinon, je pense, que l'esprit de nos voisins est plus inventif que le nôtre. Savons-nous du reste et sommes-nous bien placés pour juger à notre tour du retentissement que nos découvertes ont à l'étranger? Qui peut nous dire ce qu'ont produit au sein des universités d'Allemagne les doctrines médicales de Broussais ? mais la Phrénologie, l'Homéopathie, le Magnétisme, sont-ils donc des systèmes qui méritent tout le dédain et le ridicule dont le vulgaire les enveloppe ? Quel est l'homme, qui a quelque peu étudié les phénomènes si étranges, si curieux du Somnambulisme artificiel, qui ne demeure saisi d'étonnement, de surprise, et, en quelque sorte, confondu en présence de faits dont l'explication échappe à tous les efforts de notre intelligence. Crier au charlatanisme, nier le Magnétisme parce que des hommes que la science désavoue en font un moyen de tromper et de faire des dupes, c'est faire simplement preuve d'ignorance ou de mauvaise foi. La Phrénologie, qui a tant prêté au ridicule, n'a-t-elle pas eu des résultats immenses, et ne serait-ce pas assez pour la gloire de Gall, que ses beaux travaux sur le système nerveux? Voyez l'impulsion donnée à l'étude des phénomènes encéphaliques, et les progrès que cette étude a fait faire à la Physiologie. Permis à celui qui n'a jamais vu dans la doctrine phrénologique que la localisation des facultés intellectuelles sur tel ou tel point de la boîte osseuse du crâne, de borner à cette exposition tous les travaux du docteur allemand ; mais il sera permis aussi au médecin qui a su juger du point de vue physiologique et anatomique la Phrénologie, de revendiquer comme nôtres des découvertes qui feront toujours la gloire d'une nation. Enfin l'Homéopathie, dont on rit avec juste raison peut-être en France, sait-on l'influence salutaire, bienfaisante qu'elle a eu en Allemagne ? L'immense développement donné aux doctrines de Broussais, les heureux effets produits par la médecine physiologique sur le traitement des maladies, nous a débarrassés de cet attirail pharmaceutique que nous avait légué le moyen-âge, et que les doctrines humorales et le Brownisme avaient accrédité : mais en Allemagne cette révolution était-elle faite et la thérapeutique n'avait-elle pas encore à attendre son Broussais ? Hahnemann a eu la gloire, il faut bien le reconnaître, de concourir à cette réforme, et on s'explique ainsi comment de nos jours encore un cinquième des médecins de Vienne sont homéopathes, tandis qu'en France cette doctrine a eu si peu de durée, et n'a pu véritablement obtenir des succès que dans les conditions que lui avait faites la mé-

6

decine en Allemagne : aussi le professeur Trousseau, dans son discours de rentrée, en novembre 1842, a-t-il dit de cette méthode ces paroles que je cite textuellement (*Gazette des hôpitaux, 5 nov.*) : « Il est une école, si toutefois elle peut prétendre à ce nom, l'école de Hahnemann, qui au milieu des plus inconcevables absurdités, aura rendu à la médecine un immense service ; car il n'est système, si bizarre qu'il soit, qui ne laisse sur son passage quelque chose d'utile. Elle aura appris aux médecins à compter davantage sur le temps, aidé d'une bonne hygiène ; elle leur aura appris encore à être moins fiers de leurs succès, moins attristés de leurs défaites ; car elle aura permis de constater l'influence de l'expectation dans les maladies ».

Gardons-nous donc d'envelopper dans une proscription commune tous ces systèmes enfantés souvent par l'imagination, mais qui recèlent toujours des semences fécondes ; les utopies, les chimères n'ont-elles pas la même source que les grandes vues, les principes, le mouvement, le progrès ; et ne devons-nous pas chercher à démêler le vrai du faux, l'utile du nuisible, et arriver à ce but par une étude attentive des faits soumis au creuset de l'expérience et au contact des théories ? C'est là, suivant nous, la seule marche à suivre pour faire profiter les autres, et profiter soi-même, de ces travaux intellectuels jetés sans cesse comme aliment à ce besoin de découvertes qui tourmente les individus comme les sociétés.

CHAPITRE II.

PROCÉDÉS.

La méthode hydropathique est une méthode complexe, s'appliquant à des cas différents, et donnant conséquemment lieu à des effets tout contraires. Il est donc difficile, pour ne pas dire impossible, d'en donner une définition exacte, rigoureuse : aussi est-il préférable de l'exposer le plus clairement possible, sans vouloir renfermer dans une phrase, tous les éléments d'une médication qui n'a rien encore de bien fixé. Les mots qui ont été créés pour la désigner sont défectueux, au même titre qu'une définition pourrait l'être. Ils ne donnent l'idée que d'une partie du traitement, et par cela même le lecteur ne doit y attacher qu'une médiocre importance. Ainsi, le terme *Hydropathie* est tout à fait fautif quand on examine le sens étymologique qu'il exprime : toutefois, comme l'usage semble vouloir le faire prévaloir, il mérite d'être conservé, l'essentiel étant de bien connaître ce que l'on comprend sous cette dénomination. Les mots *Hydrosudopathie*, *Hydrothérapie*, *Hydriatrie*, pourront être employés concurremment, sans qu'à cet égard on doive donner la préférence plutôt à l'un qu'à l'autre. Tous ces termes ne font en définitive qu'exprimer la guérison des maladies par l'emploi de l'eau, ce qui est restreindre, il est vrai, dans des bornes très-étroites, une thérapeutique qui s'appuie sur de plus larges bases ; mais ils ont le mérite de la concision, en même temps qu'ils mettent en relief l'élément qui dans cette méthode joue certainement le plus grand rôle.

Le Traitement hydropathique conclut à la guérison des maladies par l'Eau, employée suivant divers modes qui sont bien déterminés : par la sueur excitée d'après un procédé particulier, par l'air, l'exercice, le régime. Si jamais méthode a pu se dire naturelle, c'est, sans aucun doute, celle qui ne fait intervenir dans la curation des maladies que les seuls agents que la Nature ait mis à la disposition de l'homme. Aussi le médecin n'y voit-il, dans un grand nombre de cas, qu'une bonne hygiène employée, non plus à la prophylaxie, mais à la guérison des lésions qui surviennent au sein de nos organes. Heureux les malades qui sauront se soumettre à des lois dont la transgression est toujours pour eux une cause de maladie ! Plus heureux encore seront les médecins qui sentiront l'importance d'insister davantage sur des préceptes hygiéniques trop souvent tombés dans l'oubli, et sur une thérapeutique plus conforme aux lois qui régissent les corps vivants.

Plus nous pénétrerons dans l'étude de l'Hydropathie, et mieux nous connaîtrons comment de l'ensemble de tous les moyens dont elle fait usage ressortent des règles fixes, sûres, qui peuvent guider le praticien au milieu de cette foule de procédés, dont il a peine, au premier abord, à bien saisir l'importance, et surtout le lien qui les unit.

Mais avant de décrire les divers appareils hydropathiques, il est fort essentiel, selon nous, de bien fixer ce qui constitue réellement la découverte de Priesnitz. Il demeure bien certain, pour tout esprit non prévenu, que l'auteur de cette méthode n'a nullement connu les divers effets thérapeutiques de l'eau, que déjà certains médecins avaient avant lui signalés à ce liquide ; mais comme dans les sciences les progrès d'une époque s'ajoutent à ceux d'une autre, que les travaux des siècles passés aident aux travaux des siècles qui suivent, il en résulte que, malgré l'ignorance où l'on peut se trouver d'une découverte antérieure à soi, cette découverte cependant ne peut être donnée comme telle, alors qu'elle se trouve déjà consignée dans les annales de la science. Ces réflexions nous viennent naturellement à l'esprit, en examinant certains points de la médication de Graefenberg. Nul doute que de tout temps l'eau n'ait été employée et conseillée dans une foule de cas. Compiler, pour donner la preuve de cette assertion, tous les écrits qui ont paru depuis Hippocrate jusqu'à nos jours, c'est véritablement une œuvre oiseuse, superflue, et qui, dans cette étude des siècles passés, n'aurait pour mérité que d'être un travail d'érudition de très-peu de valeur et de médiocre importance. Pour les temps modernes, au contraire, ce travail serait peut-être plus curieux et plus important. D'autre part, insister sur les effets que produisent l'air, l'exercice et le régime, ce serait peut-être s'appesantir sans utilité sur des préceptes qui se trouvent dans tous les traités d'hygiène, et qui doivent être connus des médecins. L'association enfin de ces moyens n'est pas même nouvelle quoique négligée, et leur liaison dans l'ordre naturel en rapport avec l'économie humaine, fonctionnant régulièrement, devait nécessairement conduire les praticiens à conserver ce même rapport, pour rétablir l'harmonie au sein des organes lésés. En nous plaçant donc tout à fait au point de vue médical, scientifique, démontant ainsi pièce à pièce tout l'appareil hydriatrique, il n'y a vraiment là rien qui puisse constituer une découverte. En nous plaçant au contraire au point de vue pratique, empirique de Priesnitz, en rétablissant toute cette série de procédés si divers, en les embrassant dans toute leur généralité et leur étendue, nous ne pouvons contester à cet homme le mérite de l'invention.

Jusqu'ici nos réflexions ne se sont attachées qu'à faire ressortir l'emploi de l'eau, de l'air, de l'exercice et du régime. Il nous reste à mentionner la sueur. C'est véritablement dans cette opération que se trouve le point culminant de la doctrine hydropathique, une découverte qui appartient en propre à Priesnitz, et que personne ne lui contestera ; et si je parle de la sueur, je n'en sépare point le bain froid qui dans cette méthode vient immédiatement après. Nous possédions bien en médecine des médicaments appelés sudorifiques ; nous avions bien à notre disposition les bains de toutes sortes, simples ou composés, liquides ou gazeux, et qui tous jouissaient plus ou moins de la propriété d'activer les fonctions de la peau ; mais il nous manquait un moyen commode, d'une simplicité extrême, d'une plus grande énergie, et n'ayant aucun des inconvénients qu'entraîne l'emploi des procédés que nous venons d'énumérer :

ce moyen c'est la sueur active, développée à la surface de notre corps par la concentration du calorique
propre que dégagent nos organes.

Ainsi donc, pour nous résumer, la méthode hydropathique est plutôt une méthode hygiénique que
véritablement médicale, si du reste on peut fixer
les limites où s'arrète chacune de ces deux branches
de l'art de guérir, c'est-à-dire où commence la
Médecine, et où finit l'Hygiène. Elle ne se compose
pas uniquement d'une seule opération qui consiste-
rait à faire suer plus ou moins le malade, à lui faire
prendre des bains froids ; mais bien d'opérations
multiples, complexes, agissant sur tous les organes,
les mettant en mesure de réagir contre l'agent morbide qui vient s'attaquer à eux, et variant à l'infini
leur emploi, suivant qu'elles s'appliquent à des
affections aiguës ou chroniques. Appuyé sur ces
considérations qui nous ont paru indispensables à
l'intelligence de notre sujet, nous allons décrire successivement chacun des procédés qui composent le
traitement des maladies par l'eau froide.

1° De la Sudation.

La sudation, telle qu'on la pratique à Graefenberg,
s'obtient de deux manières : 1° au moyen de la couverture de laine appliquée immédiatement sur la
peau ; 2° avec le drap mouillé. La description des
deux procédés est tout à fait semblable, à l'exception
que dans un cas le drap est surajouté à la couverture.
On commencera par enlever préalablement les draps
du lit où devra reposer le malade, de telle sorte que
son corps soit placé sur le matelas qui offrira un
plan assez résistant. L'attention d'enlever les draps

du lit fait qu'on obvie à l'inconvénient qu'ils pro-
duiraient sans cette précaution, de gêner considé-
rablement celui qui est chargé de l'enveloppement.
Si on doit amener une transpiration abondante, on
veillera à faire usage de matelas de peu de valeur.
Ceux dont on se sert à Graefenberg sont faits d'herbes
grossièrement découpées ; ils sont ordinairement di-
visés en trois parties. Cette division permet de les
faire sécher plus facilement, et de remplacer celui
du milieu qui se trouve ordinairement le plus en-
dommagé.

Tout étant disposé, on étend la couverture, puis par
dessus celle-ci le drap mouillé quand le cas l'exige, et
le malade se place nu sur cette surface, s'y étend le
plus parfaitement possible, ayant soin que le niveau
de la couverture corresponde au-dessous de la nuque,
et en serrant les bras contre les deux côtés du corps.
Cela fait, après avoir eu la précaution de placer les
premières fois un urinoir entre les cuisses du malade,
le servant chargé de cette opération commence ce
que l'on désigne avec juste raison du nom d'emmaillottement. Pour cela, vous saisissez de la main
droite l'angle de la couverture ou du drap qui se
trouve au côté opposé où vous êtes, vous le ramenez
directement à vous en même temps que de la main
gauche vous rabattez en bas la partie de la couverture
qui part des côtés du cou et de l'épaule, de manière
à l'assujettir sous l'angle qui est tendu, et que vous
allez fixer solidement sous l'autre épaule du malade.
On descend ensuite le long du corps, en refoulant
de la main gauche sous le malade la couverture, jusqu'à ce qu'on soit ainsi arrivé aux pieds : la même
opération se répète exactement pour l'autre côté, et
les extrémités du drap et de la couverture étant réu-
nies, on les replie en passant devant la plante des

pieds et sous les talons. Il est des cas où le drap
mouillé ne doit descendre que jusqu'aux malléoles.
La partie de l'opération qui peut offrir un peu de
difficulté, c'est celle où il faut assujettir la couverture sur les côtés du cou de telle sorte que l'accès de
l'air soit tout à fait empêché. On est dans l'usage de
placer ensuite sur la couverture un édredon, qui doit
prendre du menton et aller jusqu'aux pieds. L'enveloppe de cet édredon doit être large de manière à
ce qu'on puisse rassembler la plume, pour en couvrir
exactement les parties qui en ont besoin. Les bords
de cet édredon seront de même refoulés sous le malade, et le servant qui exécute cette manœuvre doit y
employer ses deux bras à la fois, comme le fait, si je
puis me servir d'une comparaison qui rende bien ma
pensée, le boulanger qui pétrit le pain. Enfin, le tout
sera maintenu par un drap ou une couverture, qui,
repliée aussi sous les deux côtés du corps, assujettira
solidement le tout. Bigel parle de liens, qui, passés
sous le malade, serviraient à le serrer ; mais si le
maillot a été bien fait, cette précaution est superflue.
Quand les indications ne s'y opposent pas, on enveloppe la tête du patient d'un drap plié en plusieurs
doubles, et dont les chefs viennent se croiser sous le
menton et se fixer sous les épaules. L'opération terminée, le malade ressemble assez bien à une momie
d'Egypte. L'emmaillottement, dans les établissements
hydriatriques, a lieu d'ordinaire à quatre heures du
matin, et à deux heures du soir quand on fait suer
deux fois. Il ne faudrait pas croire que le procédé de
l'enveloppement réclame peu d'attention et de soins
de la part du médecin qui doit veiller à son application ; les malades savent très-bien faire la différence
d'un emmaillottement bien ou mal fait, et l'excitation
de la sueur, dans certains cas, est plus ou moins
prompte, suivant l'adresse et l'habileté de l'homme

chargé de cette tâche. Par expérience j'ai pu me convaincre de la justesse de cette remarque.

Le malade doit rester dans cette situation le temps que le médecin aura jugé nécessaire, et qui varie suivant les cas. Quand nous viendrons à traiter du mode d'action de la cure hydriatrique, nous nous attacherons à faire ressortir les indications qui naissent des diverses maladies, pour l'emploi de ce procédé. Les premières fois que le malade se trouve enveloppé dans la couverture, il éprouve du contact de la laine, surtout si déjà il avait de la peine à supporter ce tissu, un picotement, une irritation de la peau ; à mesure que la chaleur s'accroît, le malaise augmente aussi. Cet alongement des membres les fatigue, et l'on éprouve le besoin de relâcher les extenseurs et de les mettre dans une demi flexion. Malgré le développement du calorique, le pouls n'acquiert cependant pas plus de fréquence que dans l'état ordinaire, seulement il est plus plein et le malade sent distinctement le battement des artères de la tête. Au bout d'un temps qui varie sous l'influence d'une foule de causes, la sueur apparaît : elle est d'ordinaire plus prompte quand déjà le malade possédait un certain degré de chaleur avant d'être enveloppé. Boire trop tôt, ou faire des applications froides sur le front, c'est suffisant pour la retarder ; aussi ne faut-il satisfaire la soif du malade que quand l'éruption de la sueur s'est faite. On sent que celle-ci a lieu, à l'espèce de détente qui s'opère dans toute l'économie, au soulagement immédiat qui en résulte ; la face rouge et congestionnée laisse poindre des gouttes de sueur, et celle-ci ne tarde pas à couler le long des membres et sur les parois de la poitrine. Quand le temps est favorable, que la saison est tempérée, on ouvre les fenêtres de la chambre, afin de procurer au malade un air frais à respirer. Si le sentiment de la soif se fait sentir, on permettra quelques gorgées d'eau froide, et à cet effet on se servira avec avantage d'un petit siphon en verre qui permet au malade de boire avec la plus grande facilité, tout en conservant la position horizontale.

Les malades ont quelquefois de la tendance à se laisser aller au sommeil ; cet état de repos ralentit toujours ou même empêche l'arrivée de la sueur, tandis que la conversation, les mouvements, quoique très-limités, que l'on peut faire, l'activent et hâtent surtout le moment de son éruption.

Le temps de la sudation écoulé, le malade doit faire usage du drap mouillé ou du bain froid.

2° Du Drap mouillé.

Le drap mouillé s'emploie de deux manières : 1° fortement exprimé ; 2° dégouttant d'eau. Le malade dans les deux cas est démailloté promptement et reçoit sur la tête et sur tout le corps le drap avec lequel il se frotte les parties antérieures, tandis que le servant frictionne les autres parties. Cette friction est en général de peu de durée. Une fois l'opération terminée, le malade s'habille et se rend à la promenade si elle lui a été prescrite.

Mais l'emploi du drap mouillé ne se borne pas seulement à remplacer en quelque sorte le bain froid. Priesnitz en fait un usage extrêmement fréquent. Des malades n'ont quelquefois subi pour tout traitement que l'opération du drap mouillé, renouvelée dans certains cas toutes les heures, et sans sudation préalable. Le malade aussitôt déshabillé reçoit sur le dos un drap humide, bien exprimé, et le servant frotte soigneusement toutes les parties du corps, en même temps que le patient lui-même ne reste pas inactif. Ce drap mouillé diffère donc essentiellement de celui qu'on emploi dans le procédé d'enveloppement.

3° Du Bain froid.

Le bain froid est pris depuis 0° R. jusqu'à 15° R. et même à un degré plus élevé. L'eau des cuves de Graefenberg, pendant l'été, n'a jamais moins de 9° R.; l'hiver, la température descend plus bas par suite de l'exposition de l'eau à être congelée. Priesnitz débute rarement par le bain froid de 9° R.; d'ordinaire, il y a toujours deux cuves rapprochées l'une de l'autre; l'une contient l'eau de la source, telle qu'elle arrive ; l'autre, de l'eau qui a une température supérieure, par suite de son mélange avec de l'eau chaude qu'on y jette : le degré de cette dernière varie, et Priesnitz se guide, pour donner ces différents bains, sur la maladie et la force du sujet. Ce praticien veut probablement dans la généralité des cas amener graduellement son malade à supporter le bain froid ; aussi le voit-on dans ce but faire prendre pendant quelques jours des bains à 14°, puis au bout de ce temps faire passer son malade d'une cuve où l'eau possède cette température, dans une autre où il y a 9° R. seulement ; ne l'y laisser que le temps de s'y plonger, et le faire repasser de suite dans la première cuve, jusqu'à ce qu'enfin le malade assez fort néglige insensiblement ces utiles précautions. Il faut dans l'emploi de tous ces procédés un tact, une expérience, que peuvent seuls donner la pratique et surtout le raisonnement basé sur la maladie, et la constitution du sujet que le médecin veut traiter. Généralement, le malade répugne à se plonger tout dégouttant de sueur dans le grand bain : cette répugnance s'explique très-bien, mais elle serait moins forte si on usait de la précaution que j'ai signalée plus haut.

Le bain froid se donne immédiatement après la sudation ; aussi la salle de bains doit être rapprochée le plus possible de la chambre du malade, afin que dans le trajet celui-ci puisse se refroidir le moins possible. En démaillottant le patient, celui-ci ne garde que la couverture ; arrivé à la cuve d'eau froide, il s'en débarrasse prestement, se lave la figure et le milieu de la poitrine, et immédiatement se jette dans l'eau. L'usage des baignoires ordinaires pour faire prendre ce bain est fort incommode, et autant que possible il faut les mettre de côté. A Graefenberg, on prend le bain froid dans de grandes cuves en bois qui ont de vingt-cinq à trente pieds de circonférence. Le malade debout a de l'eau jusqu'à la hauteur de la poitrine ; il peut s'y donner à l'aise toutes sortes de mouvements et même y nager, toutes choses qu'il ne doit pas négliger de faire quand son état le lui permet. Le malade, au sortir du bain, est frotté avec un drap sec ; il s'enveloppe ensuite de sa couverture, regagne sa chambre où il se hâte de s'habiller. L'eau dont on doit faire usage pour ce bain sera aussi pure que possible ; cependant, à défaut d'eau de source, les eaux de puits et de rivière peuvent très-bien convenir dans la plupart des cas.

4° Du Bain de siége.

Le bain de siége se prend dans des vases qui sont

connus de tout le monde ; il n'y a donc rien à dire
de spécial à cet égard. La hauteur de l'eau, sa température et la durée du bain varient suivant les indications. Pendant que le malade a la partie inférieure
du tronc plongée dans l'eau, il exerce sur le ventre
et sur la région des fesses, des frictions. Le bain de
siége se prend quelquefois après la sueur ; le plus
ordinairement c'est durant la journée sans préparation préalable, avec la seule précaution de ne pas s'y
mettre quand on a froid. Pendant la durée du bain,
le malade avalera de temps en temps quelques gorgées d'eau froide, et se fera mettre des compresses
sur le front, s'il ressent des douleurs de tête.

5° Du Bain de pieds.

Le même vase qui a servi pour le bain de siége
peut également être utilisé pour le bain de pieds.
Toutefois, comme dans certains cas, surtout quand
la durée du bain se prolonge, la quantité d'eau serait
trop considérable, et que par cela même le malade
perdrait beaucoup de calorique, on doit avoir des
vases pour cet usage. Le malade doit se frotter dans
ce bain, les deux pieds l'un contre l'autre, après avoir
pris la précaution de faire un léger exercice avant
de s'y mettre. A l'article, *mode d'action de l'Hydropathie*, nous aurons occasion de revenir sur les effets
qu'on se propose d'obtenir dans l'application de ce
procédé, comme dans celle de tous les autres.

Les bains de jambes, de bras, de mains, les bains
de tête, se prennent dans des vases qui n'affectent
aucune forme spéciale, et qui doivent seulement être
appropriés le mieux possible à l'usage auquel on les
destine. Il est donc inutile de nous appesantir sur ce

point; car déjà la médecine ordinaire employait des bains de cette sorte, à l'exception qu'elle les faisait prendre chauds, ou même froids dans certains cas.

6° De la Douche.

La douche, la sueur et le grand bain, sont les trois principaux leviers à l'aide desquels le médecin hydrothérapeute obtient les plus beaux résultats. Il n'est personne qui ne sache ce qu'est une douche, et surtout combien était restreint son emploi. Ce ne sera certes pas un des moindres bienfaits de l'Hydropathie que de nous avoir montré tous les avantages que la médecine et l'hygiène pouvaient obtenir d'un moyen si simple et si énergique à la fois. Les meilleures douches sont celles qu'on peut obtenir naturellement quand la disposition du terrain le permet; leur hauteur varie de 10 à 20 pieds, j'en ai vu cependant de 30 et même de 40; mais on avait reconnu l'inutilité et le danger de ces dernières, et je ne conseillerais jamais d'en établir de semblables; le diamètre des douches varie de 1 à 2 pouces. Il faut en général faire en sorte que le filet d'eau soit plutôt trop large que trop mince. Dans ce dernier cas, le choc du liquide impressionne toujours plus désagréablement le malade que si la percussion avait lieu sur une plus grande étendue. On a tenté de se servir de douches artificielles, à l'aide de pompes à incendie, par exemple, mais ces essais ont fait abandonner ce moyen en raison des nombreux inconvénients qu'il offrait, et dont le premier était de donner une douche trop forte ou trop faible, et qui n'avait pas cette impulsion uniforme que lui imprime la pesanteur quand l'eau vient à tomber naturellement d'une certaine hauteur. Il faut, d'un autre côté, que le malade se douche lui-même, c'est-à-dire, qu'il s'expose au filet d'eau, qu'il le reçoive plus ou moins perpendiculairement, qu'il s'agite et se frictionne en même temps que la colonne liquide vient à le frapper. Le malade a soin de prendre un peu d'exercice avant d'arriver à la douche, et il a soin aussi de laisser se calmer l'agitation produite par le mouvement. Toutes ces conditions étant observées, il se déshabille, et s'expose à la chute de l'eau. Ce premier moment est assez désagréable, et les personnes délicates redoutent plus les parcelles d'eau qui jaillissent que la colonne elle-même : bientôt cependant elles finissent par exposer d'abord le dos, toute la partie postérieure du tronc, et successivement toutes les parties du corps. Certaines régions, comme le ventre, la poitrine, la tête, demandent à être soustraites à l'action de la douche. Cependant, en sachant graduer l'angle d'incidence, on peut encore exposer ces parties sans danger. On n'aura pas douché une fois qu'on sera très-bien en état de saisir les diverses positions qui seront les plus convenables, afin de moins offenser les parties délicates ou qui accuseraient de la douleur ; le temps écoulé, le malade est essuyé soigneusement, et court de nouveau se donner de l'exercice.

7° **Du Bain de flots.**

On comprend sous ce terme l'exposition du corps à un courant d'eau considérable, et assez rapide, comme le serait par exemple celui qui doit faire marcher une roue de moulin, en admettant toutefois que sa force serait moindre. Le bain de flots remplace avantageusement la douche, surtout chez les femmes, qui préfèrent en général ce procédé à celui de recevoir une colonne d'eau tombant de quinze à vingt pieds. Par cela même qu'il n'y a plus seulement filet, mais une véritable nappe d'eau, les parties du corps sont impressionnées plus agréablement de ce choc en masse que d'une faible quantité à la fois. Ce bain est inconnu à Graefenberg ; je le crois d'une utile application, d'après ce qu'il m'a été donné de voir dans divers établissements de l'Allemagne.

8° Affusions.

Les affusions s'appliquent surtout dans les maladies aiguës, dans les cas de fièvre violente. Certains médecins les emploient dès le principe du traitement, pour habituer les malades au contact de l'eau : je désapprouve complètement ce mode d'opérer, et à la *Médication* j'en déduirai les raisons ; la manière de les donner était déjà connue en médecine ; je n'insisterai donc pas sur leur description. Les bains de pluie ne sont pas de l'invention de Priesnitz. Ce praticien se raille même de cette foule de modifications apportées à l'emploi de l'eau, se traduisant surtout par une infinité d'appareils qui ont pricipalement pour but d'émerveiller les visiteurs ; les malades ne sont pas éloignés non plus de croire que leur guérison est d'autant plus prochaine, qu'ils sont plus près d'atteindre la fin de cette série d'appareils, tous plus ingénieux les uns que les autres. On a aussi de petites douches ascendantes dans le fond des vases qui servent à donner des bains de siége ; des courants d'eau continus, une ceinture de petits jets d'eau, etc. Si certains médecins continuent à faire marcher le traitement hydropathique dans cette voie, un jour viendra où les malades n'iront plus pour se faire traiter, mais pour voir jouer les eaux. On appelle cela aujourd'hui du progrès !!!

9° Lotions.

Un des meilleurs procédés pour amener graduellement le malade à supporter l'eau froide, c'est de lui faire pratiquer des lotions matin et soir. Le servant, la main enveloppée d'une serviette, la trempe dans l'eau et frotte vivement toutes les parties du corps. La friction qui est exercée empêche de ressentir l'impression du froid, et l'on a soin de retremper la serviette dans l'eau, toutes les fois qu'elle devient chaude à la suite du frottement qu'on exerce.

10° Fomentations. Injections.

Les fomentations sont de deux sortes : 1° rafraîchissantes, c'est-à-dire renouvelées à mesure que la chaleur revient dans les parties sur lesquelles on les applique ; 2° échauffantes, c'est-à-dire quand par leur application elles sont destinées à produire un effet inverse ou une stimulation. Priesnitz fait grand usage de ces compresses, surtout des dernières ; et il n'est guère de malades à Graefenberg, qui n'en portent constamment sur quelque partie du corps ; outre les effets que ce praticien cherche à en obtenir pour la guérison de la maladie qu'il traite, son but est encore de tenir en bon état les fonctions digestives, et sans contredit ce moyen est un des plus simples et des plus efficaces.

Je n'ai rien à dire des lavements, injections, gargarismes, etc.; tous ces procédés divers sont trop connus pour qu'il soit besoin d'y insister.

Je borne aux détails qui précèdent la description des appareils hydriatriques. Dans l'explication du mode d'agir de cette cure je m'étendrai sur le régime, l'exercice et l'eau prise en boisson, parties fort essentielles et très-importantes de tout traitement hydropathique. Avant d'aller plus loin, je crois devoir embrasser d'un coup d'œil et résumer les diverses applications que nous venons de décrire, en même temps que nous donnerons la classification ou mieux un essai de systématisation de cette méthode. Ce sera de cette sorte un lien qui servira à rattacher les procédés aux maladies qui en réclament l'emploi, et qui formera la transition toute naturelle de la Pathologie à la méthode curative.

Déjà quelques esprits ont senti la nécessité de coordonner tout ce système, et d'établir une classification qui puisse guider le praticien dans ce dédale de procédés complexes. C'est, il faut le dire aussi, un problème très-difficile à résoudre, que d'établir un système qui réponde à tous les cas. Plusieurs tentatives ont été faites en Allemagne, et nous nous bornerons à présenter l'essai de systématisation donné par le docteur Piutti, un des hommes qui travaillent le plus activement à donner un caractère scientifique à la méthode de Priesnitz. Ce médecin a d'abord cherché le mode d'action des divers procédés hydropathiques ; et de la considération des effets produits il a été conduit à réunir dans un cadre nosologique les diverses maladies qui réclament plus spécialement l'emploi de cette cure. On sent très-bien que dans une pareille division, il n'y a rien d'absolu ; et qu'un procédé vienne dans certains cas se confondre avec un autre, ce sont là des difficultés inhérentes à une classification partielle d'une thérapeutique qui n'offre pas de mode d'agir spécial et bien caractérisé : mais toute défectueuse qu'elle est, elle n'en mérite pas moins l'attention de ceux qui ont à cœur de voir enfin l'Hydriatrie passer aux mains des hommes qui ont légitimement le droit de juger de l'opportunité de son application.

I. MÉTHODE FORTIFIANTE,

OU PROPHYLACTIQUE.

Cette méthode renferme tout ce qui dans la plus large acception du mot se rapporte à la *Culture* de la peau, à l'excitation de la vie nerveuse dans les parties périphériques. Pour arriver à obtenir ces résultats, on aura recours à des bains généraux de peu de durée, de 10° à 15°, à des bains froids au-dessous de 10°, à des ablutions, des bains de pluie, dont la durée sera de 1 à 3 minutes, des bains de siége de peu de durée, des douches de 2 à 4 minutes, des bains de flots, d'exercice à l'air ; enfin à une nourriture simple mais propre à donner de la force aux organes. Le but de cette méthode est de fortifier le corps, par suite des modifications qu'on apporte dans sa température. Les formes de maladies qui réclament son emploi sont : les cas de faiblesse de la peau, de défaut de la transpiration, de l'affaiblissement des nerfs, général ou local, d'hystérie, de spasmes, de flux muqueux, atoniques, de chlorose, etc.

II. MÉTHODE RETARDANTE,

OU ANTIPHLOGISTIQUE.

Les cas dans lesquels cette méthode est employée, sont ceux où les phénomènes de la vitalité sont exaltés dans tout l'organisme, ou seulement dans une de ses parties, et l'emploi de cette méthode a pour but de maintenir ces mouvements qui se développent au sein de nos organes dans de justes bornes ; les formes de maladies qui réclament l'usage des procédés qui rentrent dans cette catégorie sont : les maladies fébriles, les inflammations des différents organes, les congestions, les dégénérescences à leur apparition, les engouements, les maux de tête, de dents. Les moyens à employer sont : les compresses froides souvent renouvelées (*compresses réfrigérantes,*) l'enveloppement dans les draps mouillés fréquemment changés, les lotions tièdes et froides, les bains de siége et de pieds de longue durée, de l'eau prise à l'intérieur, le régime maigre.

—

III. MÉTHODE ASSISTANTE,

OU ADJUVANTE.

Cette méthode a pour but de seconder, de favoriser le cours naturel des maladies qui ont à parcourir des périodes d'évolution, comme dans les affections exanthémateuses, les fièvres catarrhales, rhumatismales, éruptives. Il faut unir cette méthode à celle qui précède et à celle qui suit ; dans son emploi, on aura recours à des couvertures de laine, plus fréquemment à des draps mouillés, avec la précaution de ne pas les renouveler si souvent que dans la deuxième méthode; à une transpiration légère suivie d'une lotion avec de l'eau de 10° r. à 15° r.; à des affusions, des demi-bains. Le malade doit boire de l'eau fraîche, respirer un air frais; point de douches ni de bains partiels. Le but de cette méthode est surtout d'augmenter l'action des sécréteurs de la peau.

IV. MÉTHODE ÉVAPORANTE,

OU EXPULSIVE.

Le médecin se propose dans cette méthode d'amener la résolution des maladies organiques par l'excrétion, une sorte de décomposition des principes qui sont étrangers à l'organisme; la maladie dans cette circonstance peut disparaître par une crise; ou bien le retour à la santé peut être graduel, successif. Rentrent dans l'emploi de cette méthode les maladies de l'hématose, de la vie végétative, la goutte, les affections calculeuses, les incommodités dépendant de lésions chroniques de l'estomac, les infarctus, les hémorrhoïdes, les rhumatismes, la siphilis, les maladies hydrargyriques, les vieux ulcères, les maladies chroniques de la peau, les tumeurs des os, l'hypocondrie reconnaissant une cause matérielle. Cette méthode est employée de concert avec la méthode adjuvante. On fait usage dans ces différents cas, d'enveloppements continus, répétés même deux fois par jour avec de fortes transpirations, des bains entiers poussés jusqu'à refroidissement complet, des bains partiels de longue durée, des douches, des compresses échauffantes, des injections, de l'eau en boisson prise en grande quantité, de beaucoup d'exercice ; et enfin d'un régime qui variera suivant les indications.

———————

Cette classification peut très-bien laisser prise à la Critique : elle ne donne pas en effet une idée assez nette, assez précise, de la médication hydropathique. Toutes ces méthodes ne prennent leur point d'appui que sur des phénomènes isolés, et il serait difficile de trouver un cas qui vînt se ranger naturellement dans l'une de ces catégories. Avouons aussi de notre côté qu'une classification qui répondrait à toutes les exigences serait un travail extrêmement difficile à faire, et malgré les imperfections qu'on ne peut s'empêcher de reconnaître à celle du docteur Piutti, nous n'avons cependant que des éloges pour cet essai, qui, d'après son titre même, sera sans aucun doute revisé un jour par son auteur. Les médecins cependant devront de leur côté consulter cette classification, qui éclaircira peut-être un peu dans leur esprit la question hydropathique encore mal comprise, et les portera à examiner attentivement cette thérapeutique toute nouvelle.

Un jeune médecin Hongrois dont je regrette beaucoup de ne pas avoir retenu le nom, et qui se trouvait en même temps que moi à Graefenberg, m'exposait ainsi l'idée qu'il se faisait du traitement de Priesnitz. Comme cette division est toute simple, qu'elle peut conduire à une application raisonnée de ce mode de curation des maladies, je saisis avec empressement l'occasion de la mentionner.

Trois sortes de médications, suivant ce jeune médecin, peuvent être obtenues par l'eau : 1° médication sédative ; 2° médication dérivative ; 3° médication excitante et tonique.

Priesnitz, en effet, tout en négligeant de formuler un système, ce qui lui serait du reste impossible, affecte cependant une certaine marche, suit certaines règles que l'expérience, l'observation, lui ont enseigné être les plus convenables. Ainsi, dans toute application hydropathique, il semble qu'il y ait pour lui trois degrés, donnant des résultats tout différents. Prenons, par exemple, le bain de pieds, le bain de siége, et suivons-le dans l'application de ces divers moyens curatifs. Veut-il obtenir un effet calmant ; la baignoire contiendra très-peu d'eau, qui sera renouvelée à mesure qu'elle s'échauffera : ce qu'il veut dans ce cas, c'est une sorte de soustraction de chaleur, une saignée de calorique, (qu'on me passe cette expression.) Est-ce un effet dérivatif que Priesnitz veut obtenir ; il augmentera la quantité d'eau et la durée du bain. S'agit-il enfin d'avoir un effet excitant, tonique, perturbateur même, c'est alors que le bain de pieds va jusqu'à mi-jambe, que le bain de siége dépasse le nombril, que la sueur, le grand bain, la douche, se prolongent ; c'est dans la vue d'une médication profonde qu'il met en œuvre tous ces moyens pour soulever au sein de l'organisme une réaction salutaire au malade. Prenez tous les procédés, faites-leur l'application de ces données, et vous trouverez qu'il y a réellement dans cette manière d'envisager l'Hydriatrie quelque chose de très-rationnel et de très-fondé.

Mais en regard d'une classification des méthodes hydrothérapiques, il faut nécessairement placer celle des maladies qui sont susceptibles d'être attaquées

avec succès par les procédés curatifs que nous venons
de décrire. Or, pour arriver à quelques données un
peu certaines à cet égard, il faut nécessairement rechercher ce qu'on entend par maladies aiguës, maladies chroniques, et voir la manière dont on peut
expliquer les troubles fonctionnels qui surviennent
au sein de nos organes, et surtout les médications qui,
dans l'état actuel de la science, sont employées avec
quelque certitude à combattre les phénomènes morbides. Ainsi envisagée, la question se grossit d'une
foule de difficultés, et ne tend à rien moins qu'à passer en revue les différents systèmes qui ont eu cours
dans la science : c'est vouloir agiter les points les plus
délicats de la thérapeutique, et cependant il est impossible d'échapper à cet examen critique, quand on
veut approfondir le traitement des maladies par l'eau,
en mettant en regard les agents de la matière médicale qu'elle tend à remplacer.

Avant d'aborder cette tâche, je crois devoir insérer
ici la traduction d'un opuscule allemand, qu'un écrivain, bon observateur d'une méthode qu'il a étudiée,
a lancé dans le public sous le voile de l'anonyme.
Au dire de Priesnitz lui-même, c'est de tous les écrits
publiés sur l'Hydropathie, et aujourd'hui ils sont fort
nombreux, celui qui donne l'idée la plus exacte et la
plus vraie de cette cure. Écrit par un homme du
monde, il doit nécessairement plaire aux personnes
étrangères à la science et se trouver à leur portée.
Les médecins pourront à leur tour juger des idées
médicales qui dirigent le Praticien de Graefenberg ;
l'exposition de sa méthode est faite avec soin, clarté,
et une connaissance assez parfaite de la matière. Il
doit arriver sans aucun doute que certains points seront en désaccord avec nos doctrines médicales ; mais
l'homme de science saura bien rectifier les idées d'un

écrivain tout à fait étranger à l'art de guérir, et qui a dû forcément commettre des erreurs.

S'il y a quelque mérite dans cette traduction, il faudra le rapporter à la personne qui a bien voulu me prêter son bienveillant concours ; j'assume sur moi toute la responsabilité de ce que le lecteur pourrait y trouver de défectueux. En cherchant à conserver à la traduction sa tournure originale, on aura peut-être nui à l'élégance du style, mais du moins l'expression de la pensée de l'auteur aura été rendue aussi fidèle que possible, et dans un pareil sujet, c'était surtout le point important.

APERÇU GÉNÉRAL

DU

TRAITEMENT HYDROPATHIQUE

DE GRAEFENBERG.

« Chapitre Ier. Le traitement hydropathique diffère essentiellement de toute autre méthode thérapeutique, autant toutefois qu'il m'est permis d'en juger, n'étant pas médecin. Ce traitement admet pour premier principe de ne jamais échauffer le corps, en lui communiquant, d'une manière pour ainsi dire passive, une chaleur étrangère. La première règle consiste donc à agir sur les organes, de telle sorte qu'une chaleur active se développe d'elle-même par l'augmentation de la force vitale ; et l'eau froide est toujours employée pour atteindre ce but. Le traitement hydropathique ne cherche jamais à guérir en affaiblissant ; ainsi point de diminution dans la nourriture, point de saignées, point de médicaments, qui, par leurs propriétés purgatives ou dissolvantes, expulseraient les matières morbifiques, et dont l'effet consiste à rendre aux organes leurs forces par des excitants artificiels. Ce traitement enfin ne prescrit à la Nature ni le procédé, ni la voie, ni le temps qu'elle doit employer pour se rendre maîtresse et se débarrasser des matières morbides.

« CHAP. II. Le but du traitement n'est autre que de ramener les organes à leur état naturel par l'application multiple, tant interne qu'externe, de l'eau froide, sans mélange étranger, et de concert avec une sueur naturelle. Le régime qui est en même temps prescrit est aussi simple que possible. Le procédé est forti-fiant ou dérivatif. Les organes souffrants dont l'affai-blissement, l'inactivité ou la surexcitation peuvent seuls occasionner une maladie, expulsent alors au fur et à mesure qu'ils rentrent dans leur état naturel ces matières morbides, en suivant pour le temps et le mode de cette sécrétion les lois naturelles qui les régissent. Enfin, ils préparent de nouveaux sucs qui viennent revivifier tout le système.

« CHAP. III. On agit sur les organes internes par l'usage de l'eau froide, en excluant toute espèce de liquides artificiellement préparés ; par un déjeûner froid, consistant en lait et en pain ; par une nourri-ture aussi simple que possible, servie froide autant que faire se peut, et dans laquelle n'entreront jamais d'épices étrangères.

« CHAP. IV. L'indication principale du traitement externe est de fortifier tout l'organisme par l'applica-tion extérieure de l'eau froide, précédée en général par une transpiration naturelle. L'eau froide obtient ainsi, en agissant sur le corps qui a été préparé par la transpiration, cet effet si actif, qui finalement re-nouvelle tous les organes d'une manière telle, qu'ils peuvent accomplir toutes leurs fonctions pour le maintien de l'organisme entier, et par là sont en état de préparer de nouveaux sucs, et d'expulser les matières morbides. Priesnitz compare cet effet si complet et si régénérateur de l'eau froide sur le corps en transpiration, à celui du marteau sur le fer rouge, comparativement à ce qu'on obtiendrait en forgeant le fer à froid. Ce traitement sert en outre à fortifier la peau et à en activer les fonctions, ce qui est considéré comme un des points les plus importants, puisque le traitement cherche la cause qui donne lieu aux diverses maladies, surtout dans une transpiration arrêtée, ou dans l'affaiblissement de l'activité de la peau. Chaque refroidissement amène en effet un mélange hétérogène de sang et de sucs épais, corrompus par suite des substances qui sont en partie absorbées et en partie retenues dans le corps, résultat qui suit le manque d'activité de la peau. L'interruption des fonctions doit avoir nécessairement lieu, et l'organisme entier se trouver paralysé.

« On admet donc que l'activité de la peau, c'est-à-dire, son état de santé, est toujours en proportion exacte avec la santé du corps. L'expérience semble démontrer que la peau est la voie principale par laquelle la nature élimine du corps toutes sortes de matières morbifiques. Les organes, en effet, à mesure qu'ils rentrent dans leur état normal, abandonnés à leur propre impulsion, sécrètent précisément par l'organe cutané, sous des formes diverses, la plus grande partie des matières morbifiques, et principalement celles qui sont contenues dans le sang, le tissu cellulaire, le système lymphatique, etc. A part cela, il arrive des crises, qui se manifestent spontanément par des selles ou des vomissements, et surtout par les urines. Ces sécrétions qui se font par la peau ont lieu très-sou-

vent toutes seules, sous la seule influence des organes
fortifiés au moyen de l'eau froide ; car les personnes
dont les organes ne sont plus susceptibles d'être fortifiés n'ont jamais d'éruptions, malgré l'emploi longtemps continué du traitement. Ces malades peuvent
recourir à de nombreuses transpirations, et bien que
leur corps contienne beaucoup de matières morbigènes, cependant la nature affaiblie est incapable
d'amener une sécrétion salutaire. On voit bien parfois quelques parties isolées gagner de la force et
même s'enflammer un peu, mais la crise qui se
forme disparaît sans fruit, et toutes les peines qu'on
se donne pour vaincre la maladie restent sans résultat.

« Chap. V. Quand le traitement commence à faire
son effet, ce qui ordinairement n'a lieu qu'au bout
de quelques semaines, le corps se trouve dans une
excitation permanente, souvent accompagnée d'insomnie, de fièvre continue, et de maux de tête. Ce
sentiment de réaction générale va en augmentant,
et atteint parfois un degré tel, qu'il survient de fortes
douleurs, suivant la quantité de matières morbides
qui existent, jusqu'à ce qu'une crise arrive, et la
nature élimine alors ces matières morbifiques déjà
mises en mouvement. Cette crise se montre, comme
nous l'avons déjà dit, la plupart du temps à la peau,
sous la forme d'éruptions, de dartres, accompagnées
de gonflements plus ou moins enflammés, douloureux, ou même indolents, qui surviennent sur les
membres. Ces gonflements donnent souvent lieu à
la formation d'ulcères critiques, qui restent ouverts
pendant des mois entiers ; dans cette période, le malade se porte mieux, la nature rassemble de nouvelles forces, et, suivant les circonstances, il s'ensuit
des crises semblables, jusqu'à ce que tout le mal

soit expulsé. Un fort sentiment de froid à la suite de la prise de plusieurs verres d'eau, ou même existant pendant tout le traitement, est une preuve que le corps contient en proportions égales beaucoup de matières morbides plus ou moins mises en mouvement.

Les éruptions, les ulcères, etc., se montrent indistinctement sur les diverses parties du corps ; mais à mesure que la force vitale des organes s'accroît, les matières morbifiques sont insensiblement repoussées de l'intérieur des parties molles, où elles étaient comme corps étranger, jusqu'aux extrémités. Enfin, il arrive un moment où elles sont éliminées, expulsées, par les mains et par les pieds.

Toutes ces particularités dont nous venons de parler, et qui se présentent durant le traitement, sont fondées sur des observations, continuées pendant longtemps, de maladies chroniques, opiniâtres. Elles pourront contribuer à rectifier l'opinion si répandue, que toutes ces sécrétions violentes, n'importe de quelle nature, ne sont point dues à des matières morbifiques contenues primitivement dans le corps, mais bien un produit nouveau résultant du traitement lui-même.

Pour mettre le lecteur mieux à même de juger cette opinion, car elle le mérite, nous ne croyons pas inutile d'ajouter les remarques suivantes. Des malades qui transpirent vite et facilement n'obtiennent souvent pas de sécrétions par la peau ; ces sécrétions manquent également dans la même proportion que la force vitale vient à se frayer, par son propre choix, d'autres voies d'élimination. Des malades qui portaient déjà des plaies, que la nature avait ouvertes elle-même, comme une sorte d'exutoire aux principes morbides, n'ont offert aucun indice de sécrétion cutanée ; l'économie se débarrassait par cette voie déjà existante ; et à mesure que se faisait cette sorte de dépuration indispensable, ces plaies, qui formaient un émonctoire naturel, tendaient à leur guérison, et quoique ouvertes depuis longues années, finissaient par fermer sans secours étranger. Ces plaies sont regardées comme une preuve de force de l'organisme, et par les raisons déjà indiquées, les malades qui les portent peuvent, malgré les ravages les plus violents, compter sur une guérison très-heureuse, bien que leur peau n'offre jamais de sécrétions, et que le traitement soit continué tout l'hiver. Enfin des malades qui ne souffrent que de l'estomac ou du bas-ventre, mais qui sont exempts d'autres affections, telles que goutte, rhumatismes, etc., n'ont également point de sécrétions critiques par la peau, quand bien même ils pousseraient vigoureusement le traitement l'hiver et l'été, et le continueraient long-temps.

« Chap. VI. Dans beaucoup de circonstances, le traitement ne prend une tournure dangereuse que quand les organes ne sont plus susceptibles d'être suffisamment fortifiés, et restent trop faibles, eu égard à la quantité de matières morbifiques qui doivent être expulsées. Ces principes toujours excités de plus en plus se jettent sur des organes essentiels, et y déterminent des inflammations et d'autres maladies dangereuses, dont la répression fournit à Priesnitz, sans l'aide de saignées, médicaments, l'occasion de manifester son grand talent. Avec une adresse égale il sait accommoder son traitement à la constitution de ses malades, ne le prescrivant que sous une certaine forme, et procédant graduellement, afin de ne

pas mettre en mouvement plus de matières morbifiques que ne le permet la force du sujet pour les
expulser.

« Cette observation bien des fois répétée rend tout
usage du traitement à l'eau froide, même modéré-
ment employée, très-dangereux ; aussi faut-il la
surveillance de Priesnitz, et une stricte obéissance
à ses ordonnances, parce que souvent on ne se doute
nullement de la quantité de principes morbides que
renferme le corps d'un malade, et qui, mis en mouvement comme nous venons de le dire, déterminent
des maladies et produisent des symptômes encore
très-peu connus.

« CHAP. VII. Durant les crises même les plus fortes,
on n'exige point de diète particulière, car ce serait
aller contre le principe, qui est de ne jamais guérir en
déterminant un affaiblissement, et la règle est de manger en se laissant guider par son appétit; le corps a
besoin de forces, aussi le traitement est-il modéré en
raison de la diminution de cet appétit. Le sentiment de
la faim est excité, par exemple dans les états fébriles,
par des compresses appliquées sur le ventre, étroitement serrées, et qui ont pour effet d'activer la circulation du sang. La remarque que l'on a faite que les
malades mangent beaucoup à Graefenberg est très-
vraie, mais s'explique par la nature du traitement.
Celui qui transpire par jour deux fois, et souvent
pendant long-temps, qui prend ensuite des bains
très-froids, des douches, des bains de siége, grimpe
sur les montagnes, fait avec cela usage de l'eau à
l'intérieur, ce qui stimule comme on sait si vivement
l'appétit, qui est enfin souvent affecté de sécrétions
critiques à la peau, qui font que celle-ci se renou-

velle souvent de 2 en 4 semaines aux endroits souffrants, ne sera nullement étonné qu'un tel malade
puisse consommer autant de nourriture que l'homme
de peine qui fatigue le plus.

« CHAP. VIII. Le temps nécessaire au traitement
pour produire son effet, dépend de la force et de la
constitution, et principalement du caractère de la maladie. La guérison est d'autant plus prompte que la
forme est plus aiguë; tandis que les affections chroniques qui datent de vingt à trente ans ne se dissi-
pent que très-lentement, et toujours en proportion des
forces que récupère l'individu. Les maladies récentes
sont guéries plus ou moins rapidement suivant l'état
de la constitution : ainsi on peut guérir une fièvre
intermittente en un ou deux, ou même huit jours, et
mettre plus de temps encore, selon qu'on emploiera
le traitement avec plus ou moins d'énergie.

« CHAP. IX. Un diagnostic exact de la maladie et de
ses causes dans les cas aigus, tient dans ce traitement,
comme en général dans la médecine ordinaire, la
première place ; et par cela même que dans les cas
les plus graves on n'emploie que de l'eau, la présence du médecin devient d'autant plus indispensable.
Tout dépend de son tact et de sa juste appréciation;
sans cela l'eau n'est jamais que de l'eau avec ses
qualités ordinaires et bien connues, et cependant
tout n'est pas fait avec de l'eau. Au dire des médecins
qui ont étudié et vu employer ce mode de traitement à Graefenberg, Priesnitz possède ces qualités
innées qui font le grand médecin.

« Le traitement offre encore cet avantage, que dans

les cas de maladies chroniques, les malades peuvent continuer sans interruption la cure, en ayant égard aux symptômes qui se présentent. Les organes retrempés, la nature, qui ne se trompe jamais, redevient libre, et complète elle-même sa guérison. Par la même raison, il est également impossible de dire pour chaque cas particulier si le traitement aura de l'effet ou non, et cette phrase qu'on entend répéter si souvent : *Graefenberg n'y fera rien,* a bien moins encore de valeur. L'expérience prouve au contraire ici que bien des secrets sont encore cachés à l'esprit humain ; car des malades souffrant depuis longues années, et ne donnant plus aucun espoir, après avoir essayé de ce traitement malgré tous les avis contraires, ont trouvé ici leur salut. La nature, entièrement abandonnée à elle-même, montre souvent que la cause du mal gisait dans un tout autre endroit que celui où, pendant de longues années de traitement, on était allé la chercher. Des malades dont l'aspect extérieur, le nombre et l'étendue de leurs maux, ne laissent plus rien à espérer, voient tout d'un coup survenir les changements les plus surprenants. Les organes paralysés par une foule de causes morbides, développent une énergie que personne n'aurait pu supposer, et combattent avec des effets heureux cet état de souffrance tout à fait étranger à un organisme sain et normal.

« CHAP. X. Parmi les maladies que le traitement ne guérit pas se trouvent : l'épilepsie, qui débute sans que le malade en soit averti ; les endurcissements considérables du foie faisant saillie ; les maladies de poitrine avec des poumons en partie détruits ; des consomptions de l'échine entièrement développées. Ce traitement n'est pas en général à conseiller aux personnes qui se trouvent arrivées à l'âge de la décrépitude : chez elles il devient très-facilement dangereux par les raisons déjà indiquées. Les effets les plus heureux ont été obtenus dans le traitement du cancer, de la gangrène, des douleurs de la face, de surdité incomplète, de maladies des yeux, des pâles couleurs, carie, fistules, hémorrhoïdes de toutes sortes, crampes d'estomac, souffrances chroniques de cet organe, du bas-ventre, dans les cas de choléra ; enfin, plus particulièrement dans ceux de la goutte, de toutes les fièvres possibles, maladies éruptives, inflammations tant internes qu'externes, de toutes les maladies siphilitiques, médicinales, maladies des femmes, des scrofules.

« En général, les effets du traitement sont toujours heureux, et l'efficacité de la cure peut s'estimer d'après le degré de forces que les organes sont susceptibles d'acquérir. La guérison est d'autant plus solide et plus complète, que ce sont les organes eux-mêmes qui ont reconquis leur état normal ; et puisqu'ils ont pu d'eux-mêmes, et par leur propre impulsion, vaincre la maladie, il faut admettre qu'ils seront moins enclins à produire la même affection. D'un autre côté, l'expérience montre les bons résultats que l'on peut retirer du régime et de quelques points de pratique du traitement continué pendant quelque temps, alors que la véritable cure d'eau est finie.

« CHAP. XI. Le traitement continué, surtout pendant l'hiver, retrempe l'organisme entier. Durant les crises dont nous avons déjà parlé, des maux qui datent de loin, et qui, oubliés, n'avaient pas été cependant entièrement guéris, se remettent de nouveau en travail, réveillent d'anciennes douleurs, qui disparaissent pour revenir en s'affaiblissant avec chaque crise nouvelle, jusqu'à ce qu'enfin survienne une guérison radicale.

« Chap. XII. Ce traitement occupe le malade depuis le point du jour jusqu'à la nuit, et chacun cependant se trouve être traité d'une manière toute différente. C'est un talent particulier que possède Priesnitz de savoir juger vite chaque constitution : aussi le voit-on, pour peu qu'il se présente un cas douteux, redoubler de précautions. Ce traitement s'applique avec grand succès aux enfants, aux personnes délicates. Les individus les plus faibles peuvent, sans la moindre crainte, l'entreprendre sous sa surveillance. La première impression de l'eau froide étant toujours redoutée par les malades, Priesnitz emploie les plus grandes précautions pour les y habituer, même ceux qui sont très-forts, et pour leur ménager le passage de l'eau tempérée à l'eau de plus en plus froide.

« Chap. XIII. Les plaies, les fractures sont traitées avec un bonheur tout particulier : jamais encore aucune amputation n'a été jugée nécessaire, et Priesnitz a guéri plusieurs fois des membres très-endommagés, dans lesquels la gangrène s'était déjà déclarée, par suite de négligence dans le traitement, et pour lesquels l'amputation était déjà décidée. D'après le dire d'un médecin qui a longtemps étudié ce traitement, l'application de cette méthode dans les hôpitaux militaires rendrait inutiles un grand nombre d'amputations, et guérirait beaucoup de maladies de toute nature, et cela en très-peu de temps. Son emploi ne serait pas moins à recommander dans tous les hôpitaux en général, et dans les différents corps de l'armée ; surtout que de nos jours les soldats sont la plupart des jeunes gens forts et vigoureux. Quand même on n'emploierait ce traitement que pour la guérison si prompte et si heureuse de toutes ces fièvres qui rendent, au moment où le service les réclame, une partie de nos soldats impropres aux combats, on y trouverait un avantage immense. Ce traitement offre encore ceci de précieux, c'est qu'il n'est jamais question de rechute. Son application ne réclamant ni diète particulière, ni remède dissolvant ou affaiblissant, il permet de suite aux malades de reprendre leurs travaux ordinaires. En tous cas, ce traitement offrirait une grande ressource pour toutes les opérations chirurgicales, par la facilité qu'il offre d'éloigner toute inflammation. Cette vérité a déjà été prouvée par la pratique d'un jeune médecin Russe s'occupant surtout des maladies des yeux. Après avoir étudié quelque temps à Graefenberg cette méthode de traitement, il l'a employée avec un succès très-heureux dans nombre d'opérations de la cataracte, faites dans les contrées environnantes, quoique plusieurs de ses malades fussent âgés et souffrissent de la goutte. »

PROCÉDÉS

POUR L'APPLICATION DE L'EAU FROIDE.

« CHAPITRE Ier. Employée comme bain général, l'eau froide agit surtout comme un puissant excitant, donnant de l'énergie, de la vigueur, ranimant la puissance contractile et la force productive de la chaleur. La portée de ces effets est en raison du degré de froid ; aussi les traitements les plus énergiques se font-ils en hiver, alors que dans les cuves la glace se trouve mêlée à l'eau. Les constitutions fortes peuvent prolonger la durée du bain plus longtemps que les faibles ; d'un autre côté, ce qui doit surtout servir de guide, c'est la puissance de l'organisme à renvoyer à la peau la chaleur qui vient d'être refoulée à l'intérieur. Aussi faut-il éviter le bain général quand les poumons sont échauffés, ou que le corps vient de supporter une grande fatigue. Celui qui dans le bain sent des douleurs ou un malaise ne doit pas admettre pour cela qu'il se soit refroidi, mais il peut être persuadé que son corps contient plus ou moins de matières morbifiques datant de longues années ; et ce sont précisément ces principes morbides que l'eau met en mouvement, qui font que les parties souffrent surtout de l'usage de l'eau froide. De ce qui précède découle la conséquence que les tissus, à mesure qu'ils se débarrassent de ces corps nuisibles, acquièrent par cela même une nouvelle vigueur et de nouvelles forces.

« Chap. II. Employée en douche ou en arrosoir, l'eau froide agit comme excitant, toujours suivant la proportion des principes morbigènes qui se trouvent dans le corps et que le traitement met en travail : l'application de ces moyens exige par conséquent encore plus de précautions. La douche perfectionnée hâte sous beaucoup de rapports l'effet de la transpiration, y supplée, et par là devient un des principaux moyens de traitement. Son effet sur le corps qui contient peu ou point de matières morbifiques est très-fortifiant. Les douches établies à Graefenberg en plein air, et dont nous avons seulement à nous occuper ici, ont une chute très-élevée et possèdent une grande masse d'eau, afin qu'en frappant le corps elles puissent en même temps l'échauffer, autrement dans les temps froids on risquerait de se refroidir. Ces sortes de douches font ressentir une sensation moins piquante, appliquées de préférence à certains endroits, que celle des douches artificielles employées le plus ordinairement ; tandis qu'avec les douches d'un diamètre assez fort le malade éprouve plutôt le sentiment d'une secousse, qui retentit dans tout le corps, et qu'on peut comparer aux effets produits par les vagues.

« Chap. III. Employée comme bain partiel, pour les yeux, les oreilles, les pieds, l'eau agit principalement comme moyen dérivatif, en même temps qu'elle détermine un effet fortifiant sur la partie traitée. Il est admis comme règle générale que ce bain doit durer assez de temps pour que l'eau commence à s'échauffer un peu, et que la partie traitée n'éprouve plus de froid, mais se trouve au contraire ranimée par le retour du sang primitivement refoulé, et par le rétablissement de la circulation. L'emploi de ces bains est aussi fréquent que varié ; en général, on ne fait usage, pour les raisons déjà indiquées, que de très-peu d'eau, et souvent sa température monte jusqu'à 12° n. Cette règle doit être surtout suivie dans l'application du bain de siége, qui, employé de cette manière, n'est jamais nuisible et peut être utile dans beaucoup de cas.

« Chap. IV. Les fomentations pratiquées avec la main agissent avec plus d'énergie que faites avec des étoffes de laine ou autres. On conçoit facilement que l'eau échauffée par le frottement qu'exécute la main produit un tout autre effet sur la peau qu'une friction sèche. Il n'est pas non plus impossible que la chaleur communiquée par la main qui frotte et frictionne jusqu'à ce qu'elle se sèche, n'agisse d'une manière bienfaisante. Ces fomentations sont appliquées dans beaucoup de cas, surtout après les bains partiels, pour hâter la circulation du sang.

« Chap. V. Souvent on applique des compresses que l'on renouvelle fréquemment, ou du moins qu'on rafraîchit soit avec de l'eau froide, ou même l'application de la glace ; c'est un moyen de laisser agir le froid de l'eau d'une manière concentrée sur la même partie. En agissant ainsi, on a pour but de disséminer l'inflammation par une méthode réfrigérante ; néanmoins, on n'obtient ce que l'on cherche qu'autant que le corps ne renferme pas une grande quantité de principes-morbifiques ; car, si cela était, ces matières morbigènes, en raison de l'application de l'eau et de son énergie d'action, se mettraient en mouvement, et attirées à la partie souffrante, augmenteraient son gonflement. D'ordinaire, les parties tuméfiées offrent de la dureté sans chaleur, aussi doivent-elles être traitées par des remèdes chauds et excitants. Afin d'éviter un mal aussi dangereux que pénible pour le malade, on ne devra pas faire usage d'eau froide pour disséminer l'inflammation.

« CHAP. VI. L'eau produit surtout un effet remarquable, mais variable, du reste, quand on l'emploie en compresses mouillées, étroitement serrées ; et voici comment on procède : on prend un morceau de toile, que l'on trempe dans l'eau et que l'on applique, après l'avoir bien tordue, si étroitement sur la partie souffrante, que l'accès de l'air soit tout à fait impossible. Par dessus, on applique des vêtements ou des compresses sèches, qu'il faut bien distinguer de celles dont nous venons de parler, qu'on refroidit de temps en temps, en les trempant dans l'eau pour les réappliquer ensuite. La chaleur du corps dissout l'eau, et il s'ensuit une réaction bienfaisante avec développement de chaleur, de sorte que la partie enveloppée se trouve pour ainsi dire dans un bain de vapeur. Quand la compresse ne s'applique pas étroitement, il arrive qu'elle ne s'échauffe pas, et que l'eau n'est pas dissoute ; dans ce cas, il arrive que la peau peut se refroidir, se trouver frappée d'atonie, et des stagnations comme on en voit chez les goutteux peuvent s'en suivre. Les enveloppes sèches qu'on met par-dessus, ajoutent à la solidité de cette stricte application, et hâtent en partie l'échauffement et la dissolution de l'eau. Ces enveloppes doivent être plus ou moins épaisses, suivant la température extérieure, de l'influence de laquelle elles doivent garantir les parties qu'elles recouvrent. Dans les maladies chroniques, la compresse est renouvelée chaque fois qu'elle commence à sécher, et son action devient alors excitante ; dans les inflammations, la chaleur se communique très-vite, et nécessite fréquemment qu'on la renouvelle : dans ce dernier cas, elles répriment la trop grande activité, et agissent en calmant, de sorte que l'effet est ici, comme partout, de ramener les parties à leur type normal. L'action de ces compresses dans les maladies chroniques semble, à mesure qu'on avance dans le traitement, agir avec plus d'énergie que les fomentations réfrigérantes dont nous avons parlé ; sans doute, parce que les compresses peuvent être continuées le jour et la nuit, et aussi peut-être parce qu'elles rendent la peau particulièrement apte à développer ses propres forces. Elle accélère en effet l'activité de l'organe cutané, et les matières morbifiques accumulées à l'endroit douloureux sont expulsées selon le vœu de la nature ; les fomentations réfrigérantes, c'est-à-dire, dissipant l'inflammation, ne font au contraire que disséminer dans le corps entier les matières morbifiques que la nature avait séparées et rassemblées sur une seule partie : car c'est seulement par défaut de forces suffisantes pour les expulser entièrement, qu'elles se sont fixées sur une partie isolée, qui d'ordinaire se trouve déjà affaiblie. Quand on emploie dans ces fomentations des corps gras, ils ne font, selon l'opinion régnante ici, que boucher les pores de la peau et de cette sorte agissent encore davantage contre la volonté de la nature. Les compresses déterminent un travail dans les engorgements chroniques et les font se résoudre ; dans les maladies des os ; elles favorisent l'absorption et font disparaître le gonflement ; les fomentations sont également appliquées avec succès sur l'estomac : elles ont une influence très-salutaire sur les affections de cet organe, dans les maladies du bas-ventre, les douleurs de rein, et combattent avec un grand succès

le froid habituel des extrémités. Dans ce dernier cas,
il faut être attentif à ce que la chaussure soit telle,
que ni l'eau, ni le froid du dehors, ne puissent y arriver à un degré tel, qu'il empêcherait l'évaporation nécessaire des parties de l'eau. Un fait consigné dans
les chroniques de la ville de Liégnitz vient à l'appui
de ce qui précède : pendant l'occupation de cette
ville par les Tartares, on citait comme preuve de
leur rudesse sauvage, l'habitude de s'envelopper les
pieds, par les plus grands froids, avec des linges
mouillés toutes les fois qu'ils voulaient monter à
cheval. Il paraîtrait donc, qu'à défaut d'autres
moyens artificiels, ce peuple avait très-bien connu
cet effet de l'eau. Ces compresses augmentent
la transpiration, s'imprègnent des liquides évapo-
rés, et cet effet devient surtout évident, quand on
les lave dans l'eau : elles rendent celle-ci trouble,
et si elles ont été appliquées pendant le traitement
sur des parties malades qui sécrètent des matières
morbides, ou qui sont le siége d'accumulations
d'humeurs déjà enflammées, alors la sécrétion exha-
lante, qui, en général, augmente à la suite du traitement, devient telle, que les linges se trouvent im-
prégnés de mucosités glaireuses qui ne s'en vont
qu'à la lessive.

« Les compresses et les bains de siége constituent
une branche très-importante du traitement hydropathique; on peut même dire que sans eux ce traitement
serait incomplet et même nul. En général, toutes les
maladies aiguës, et toutes celles qui ne proviennent
que de crises nécessaires, indispensables aux luttes
intentionnelles de la nature, toutes les directions
dangereuses que peuvent prendre les matières morbifiques mises en mouvement, ne sont maintenues
dans de justes bornes qu'à l'aide de ces deux moyens.

Pour donner une juste idée de ce remède si simple, nous allons indiquer, pour deux cas différents, et aussi clairement que possible, la manière d'employer ce traitement. »

TRAITEMENT

D'UNE INFLAMMATION DE POUMONS.

« Quelque forte que soit l'inflammation, quelque précipités que soient les battements du pouls, etc., la cause n'en est pas moins dans la trop grande quantité de sang ; sa répartition inégale fait que les poumons se trouvent dans un tel état de faiblesse, ou tellement paralysés par des causes fortuites, qu'ils ne peuvent plus pousser le sang amené par les artères dans les autres parties du corps. Il s'accumule par conséquent dans cet organe, et par suite du frottement des molécules qui s'y trouvent, il y a développement de chaleur, produisant une expansion plus grande de liquides, qui ne fait qu'augmenter l'inflammation. Le sang comprimé dans les poumons ne peut plus circuler : cette stagnation ne fait que gagner dans le cours de la maladie et se communiquer à toute la masse du sang, dont la circulation se trouve gênée. Le fluide sanguin s'agite comme un liquide en ébullition ; aussi arrive-t-il qu'il ne coule pas quand on fait à cette période une saignée. Maintenant peut-on réussir à rafraîchir le sang, à faire que son arrivée aux poumons soit moins considérable, à rendre l'activité à cet organe, à égaliser la répartition du sang, enfin, à le faire refluer aux extrémités, alors la cause du mal se trouve enlevée sans qu'on ait affaibli le malade, ni qu'on ait agi par des saignées, qui font disparaître l'effet pour un instant et ne procurent aux poumons qu'un soulagement temporaire. Les saignées ont le défaut, surtout quand elles sont répétées, d'affaiblir beaucoup, d'avoir des suites nuisibles, et en outre de priver la nature des forces nécessaires pour vaincre la maladie. Le traitement suivant est basé sur ce raisonnement.

« Un bain général ne ferait que pousser davantage le sang aux poumons, et serait le remède le plus mal choisi ; mais un bain de siége offre les avantages sans avoir les inconvénients du précédent. La baignoire ne contient pas plus de place que la partie du corps ne l'exige ; l'eau qui s'y trouve s'élève seulement à quatre pouces et n'est pas entièrement froide, mais doit avoir 12° : on la change à peu près toutes les demi-heures ; le malade doit rester dans ce bain jusqu'à ce que les dents lui claquent de froid, et qu'il s'est de nouveau réchauffé dans ce même bain. Pendant ce temps, on applique des compresses sur la poitrine ; elles calment la chaleur, la modèrent et doivent, suivant la prescription, dans les cas de maladies aiguës, être souvent renouvelées ; le corps peut être enveloppé d'une couverture ; enfin, les bras et les pieds sont constamment frottés par des mains mouillées, jusqu'à ce que celles-ci se sèchent et deviennent chaudes. L'inflammation la plus tenace est ordinairement enlevée par ce traitement en fort peu de temps. Le malade ainsi guéri ne sent aucune faiblesse et peut reprendre ses occupations habituelles.

« En analysant ce qui se passe, on trouve que le bain de siége agit comme dérivatif : le sang se trouve seulement rafraîchi, au lieu d'occuper comme pendant l'inflammation un espace très-grand, il en occupe un qui est encore bien moindre que celui

de l'état sain. Le froid détermine une fièvre artificielle, qui s'annonce par des frissonnements ; ceux-
ci vont toujours croissant jusqu'à produire le claque-
ment des dents : cette fièvre artificielle est d'ailleurs
un des excitants les plus énergiques pour ranimer
l'activité des organes ; elle donne une force nouvelle
au système circulatoire, régularise le cours du sang
qui se trouvait déjà en stagnation ; à cet effet vient
encore s'ajouter celui que produisent les compresses,
qui enlèvent de la chaleur aux poumons et leur
donnent de la force ; enfin celui qui est dû aux frictions et qui rétablit le cours du sang jusque dans les
extrémités. Tant que le corps éprouve du froid dans
le bain, c'est une preuve que le sang n'a pas encore
repris son cours naturel ; car, dès que l'effet inverse
se produit, le corps se réchauffe et la maladie est alors
radicalement enlevée. Le convalescent sera mis ensuite dans un lit pour se reposer, et ne tardera pas
à entrer dans une sueur naturelle, durant laquelle il
n'éprouvera aucun affaiblissement et se sentira au
contraire très-bien. Quand le degré de froid indiqué
survient, le pouls qui était d'abord fort et impétueux,
se ralentit et ses pulsations ont autant baissé de force
et de fréquence qu'après la saignée la plus hardie.
Le même effet est donc obtenu, et l'on a l'avantage
de ne pas avoir affaibli son malade. Quand par contre
la chaleur revient de nouveau après le froid, le pouls
bat comme à l'état sain. Les personnes faibles doivent
sortir beaucoup plus tôt du bain, et pour déterminer
chez elles cette fièvre artificielle on les placera au
lit et on leur fera des applications de compresses
pour modérer la chaleur sèche de la peau, ou bien
on les frictionnera, et on leur fera prendre des bains
répétés moins froids. En résumé, cette méthode doit
toujours être modifiée suivant les diverses affections
qui offrent des différences à l'infini, et suivant la pé-

riode de l'inflammation, afin qu'on puisse atteindre
le but qu'on se propose, et que l'application du traitement soit faite sans danger. »

TRAITEMENT

D'UNE INFLAMMATION EXTERNE.

« Le procédé qui consiste à agir par des compresses
froides, rafraîchissantes, n'est pas toujours suffisant
pour éteindre une inflammation. Souvent au contraire, il augmente le mal, et la partie enflammée
devient le siége d'un gonflement dur et froid. C'est
un indice comme déjà nous l'avons dit, que le corps
renferme plus ou moins d'anciennes matières morbides ; car ce sont elles qui, attirées par l'eau froide
à la partie tuméfiée, augmentent son gonflement.
Dans le traitement de ces cas, le bain de siége est
ordinairement ordonné, mais cette fois avec de l'eau
entièrement froide, si toutefois le corps n'est pas
dans un état de souffrance : on changera également
l'eau toutes les demi-heures. Le pied malade est placé
autant que possible dans une position horizontale ;
l'endroit enflammé, qu'il y ait plaie ou non, est enveloppé d'une compresse, qu'on changera suivant les
indications. On voit donc que la méthode rafraîchissante n'est pas non plus employée ici immédiatement, mais par le bain de siége, elle procure un effet
dérivatif. La masse totale du sang est rafraîchie suivant que le cas l'exige, et de plus éprouve une diminution dans son volume. La durée du traitement et
les modifications qu'on peut lui faire subir se règlent
ensuite selon les indications. Dans une plaie à la main,
on applique avec avantage la méthode rafraîchissante,
en agissant sur le coude, que l'on tient plongé dans

un plat d'eau froide pendant que la main, enveloppée de compresses, est tenue élevée en l'air. Toutes les inflammations sont ici traitées suivant le principe que nous venons de développer, savoir, que la méthode rafraîchissante ne doit pas être employée directement, mais bien comme dérivatif. En effet, comme nous l'avons déjà dit, l'eau froide, si on n'usait pas de cette précaution, attirerait les principes morbifiques sur la partie malade, et ne pourrait manquer d'agir dans ce cas d'une façon très-nuisible.

« Ceci s'applique spécialement aussi aux inflammations du cerveau : si le malade possède déjà plus ou moins d'anciennes matières morbifiques, l'application de la glace, des douches et autres moyens semblables, ne servirait qu'à augmenter le mal, et même finirait par amener la mort. »

Application intérieure de l'eau froide.

« L'eau froide prise à l'intérieur fortifie tous les organes, pénètre tous les vaisseaux, fait acquérir avec le temps des qualités avantageuses au sang : c'est en outre un excellent dissolvant des parties alimentaires ingérées dans l'estomac, soit liquides, soit solides. Si en mangeant on ne boit que peu d'eau, elle active trop la fermentation, et devient nuisible ; tandis que prise en très-grande quantité elle annulle toute fermentation. Des lavements d'eau froide employés contre la constipation, ne débarrassent peut-être pas aussi bien l'intestin qu'une décoction de plantes émollientes avec un mélange d'huile ; mais ils fortifient tellement le côlon, qu'il peut reprendre ses fonctions ; tandis que les autres moyens ne font que détruire pour un moment l'effet, mais affaiblissent d'autant le côlon.

Ils doivent par cela même être répétés. Employés pour combattre les coliques et la diarrhée, les lavements les font cesser très-vite et procurent promptement un effet salutaire. Quand le côlon est enflammé, ils diminuent l'inflammation et finissent par ramener les parties à l'état normal. Dans des cas plus graves ils sont employés concurremment avec le traitement général, principalement avec les bains de siége, les compresses, etc. »

De la transpiration naturelle.

« Il est de toute nécessité, quand on suit le traitement à l'eau froide, de faire transpirer le corps sans qu'il y ait d'excitation produite par l'effet de substances médicamenteuses. Le bain froid qui suit cette transpiration ne pourrait d'ailleurs être supporté si la peau ne possédait un degré de chaleur suffisant : du reste, elle ne tarderait pas à se gercer, à devenir inactive, et même il pourrait se former des vésicules. C'est à l'aide de cette transpiration que le traitement reçoit son plein effet. Beaucoup de maladies internes ne pourraient être traitées sans qu'on n'ait recours à la transpiration : c'est d'elle que le traitement tire son caractère énergique ; c'est cette partie de la médication qui amène le renouvellement de tout l'organisme ; aussi pouvons-nous envisager cette méthode de faire transpirer comme le caractère distinctif et principal de cette nouvelle médication, comparée à toutes les autres, tant anciennes que modernes, et dans lesquelles on faisait aussi usage de l'eau froide comme remède. Le but général de la transpiration est de rendre le corps plus propre à recevoir l'impression de l'eau froide dans toute son étendue, et, en second lieu, d'activer et de renouveler les fonctions

de la peau. La circulation du sang, et par suite celle
de tous les liquides de l'économie, reçoit une nouvelle
énergie de cette transpiration : des engorgements
chroniques, des affections profondément enracinées,
sont par suite de cette médication mises en travail,
et la nature recouvrant de nouvelles forces finit par
amener leur résolution. La sudation souvent répétée
assure le plein et entier effet de la douche, qui vient
encore accélérer le travail intérieur qui met en mouvement les principes morbigènes. Cet effet se présente
surtout d'une manière évidente, quand après avoir
continué le traitement tout l'hiver, on vient à employer
au printemps le traitement de la douche. La transpiration empêche encore que les matières morbifiques
mises en mouvement ne viennent à se jeter sur les
organes intérieurs, tandis qu'elle favorise au contraire
leur direction à la peau.

« Comme on boit beaucoup d'eau froide quand on
transpire, et en même temps qu'on respire un air frais,
on n'a pas à redouter cet affaiblissement qui suit ordinairement les transpirations. Les tempéraments robustes peuvent transpirer pendant longtemps sans ressentir aucune faiblesse ; les observations faites sur les
sensations qu'on éprouve dans la sudation ont donné
lieu aux remarques suivantes : l'enveloppement dans
la couverture étroitement serrée autour du corps,
amène un dégagement de chaleur qui ne fait qu'augmenter, par suite de cette concentration du calorique.
Le sang participe à cette élévation de température, et
la circulation en devient plus rapide. Le pouls bat
d'une manière plus sensible : et de toutes ces réactions
résulte un accroissement de chaleur qui amène nécessairement une dilatation : l'évaporation, concentrée et
augmentée de plus en plus, finit par former une couche chaude à la surface de la peau, et par rendre celle-

ci plus souple et plus élastique ; les pores s'agran-
dissent, et tous les tissus entrent dans une espèce d'é-
rection ; le sang circulant alors plus facilement fait
que toutes les humeurs participent à son mouvement,
et finissent par être poussées à la peau, dont la sécrétion activée à un point considérable ruisselle sur toute
sa surface. A mesure que la chaleur se montre à la
peau, le malade sent l'agitation du système circulatoire
se calmer, et enfin il n'est pas jusqu'à la chaleur intérieure qui ne s'apaise : la sudation finit ainsi par amener du calme et du soulagement. Il est probable que
cette accélération sensible du cours du sang et le battement du pouls cessent, parce que tous les vaisseaux,
veines, artères, etc., éprouvent une dilatation, et que
la gêne et la résistance finissent par céder : car, dans
les parties qui ne transpirent pas bien, ou point du
tout, et qui, par conséquent, n'ont point cette élastici-
té ni l'impressionnabilité nécessaire, on peut toujours
ressentir des pulsations. Les parties qui ne sont point
susceptibles de transpirer souffrent ordinairement, et
sont le siége de quelque engorgement. Quand la peau
est inactive, que ses fonctions ne se font pas, il y a
quelque partie du corps qui souffre, et *vice versâ.*
Ainsi, dans la fièvre, la peau est généralement sèche,
n'évapore rien, et par conséquent ne transpire pas ; au
contraire, la chaleur augmente, et très-souvent on voit
survenir du délire ou d'autres symptômes graves.
Maintenant si l'on désire rétablir la transpiration sur
ces parties isolées et souffrantes, il faut, pour remplacer l'évaporation qui manque, produire une couche
artificielle de vapeur qui rende la peau souple, élastique, active, et pour cet effet il suffira d'appliquer des
compresses sur les parties malades ou sur le corps
entier. On a donc toujours en son pouvoir la facilité
de rendre la peau active, de mettre le corps en une
transpiration véritable, d'amener à l'extérieur les prin-

cipes morbifiques qui auraient pu se jeter sur les parties internes, toujours plus délicates. Ces applications demandent toujours à être faites en temps opportun, et surtout avec prudence et sagacité. Si, dans les cas aigus par exemple, alors que la fièvre est le plus intense, les linges mouillés venaient à se sécher sans produire d'effet, il faudrait les renouveler, et dans ce cas ils amèneraient du calme en tempérant cette chaleur qui tend à se renouveler constamment : si par contre la peau était froide, et l'état du malade entièrement opposé à celui que nous venons de décrire, il faudrait alors, concurremment avec les frictions indiquées plus haut, faire usage de l'eau froide, en lui donnant la plus grande extension, afin qu'à la suite de la réaction qu'on obtiendrait, on puisse de nouveau rappeler l'activité de l'organe cutané. Les faits prouvent que dans toutes les maladies, surtout dans les éruptives, on obtiendrait des résultats inconnus jusqu'ici. Comme dans une méthode bien entendue il importe moins d'expulser du corps une quantité de principes morbifiques, ce qu'on peut faire du reste d'une manière aussi commode que facile, que de guérir les souffrances des organes, c'est aussi à ces dernières qu'on doit s'attaquer, car les premières sont un effet, tandis que les autres sont causes ; aussi paraîtrait-il fautif de pousser la transpiration jusqu'à l'affaiblissement du malade, dans le seul but d'amener par la sudation l'élimination de beaucoup de principes morbides.

« D'un autre côté, guérir en affaiblissant, c'est aller contre un des principes qui constituent la base du traitement. Dans les cas précités, on risquerait d'extraire du corps une trop grande quantité de fluides précieux, et d'empêcher que les organes ne recouvrassent leurs forces : par là on ne remplirait pas le but principal qu'on se propose, qui est de combattre la maladie par la seule puissance de l'organisme.

« Malgré les objections que l'on peut faire, que c'est la nature seule, c'est-à-dire cette force intérieure, inhérente à l'organisme humain, qui peut guérir des maladies, il n'en est pas moins vrai qu'il n'existe pas une autre méthode qui laisse la nature aussi libre, et lui prescrive si peu le moyen de se guérir ; qui mette en jeu d'une manière plus simple et plus naturelle cette puissance de réaction, que précisément ne le fait la méthode de Graefenberg.

« Les jugements si divers portés sur cette méthode m'engagent à faire connaître ma manière de voir sur quelques questions particulières : et d'abord on se demande si chacun ne pourra pas faire usage de l'eau froide sans réclamer l'assistance d'un médecin qui aurait fait une étude approfondie de ce mode de traitement. J'ai déjà répondu à cette question par tout ce qui précède, et j'y réponds encore par la négative. C'est que l'on trouve, au contraire, après un examen approfondi, que dans les cas sérieux où il est question de traitements compliqués, la présence d'un médecin devient aussi indispensable que dans tout autre traitement. Sans doute, quand la connaissance de ce mode d'application de l'eau froide sera plus étendue, une indisposition légère pourra être traitée par l'individu qui en sera atteint, de même qu'aujourd'hui le vulgaire emploie une foule de remèdes ; seulement nous pouvons admettre que les hommes seront moins sujets à ces affections fugaces, passagères, quand une fois ils auront compris l'importance des fonctions de la peau, et qu'ils sauront maintenir celle-ci dans son état de santé habituelle en faisant usage de ce remède, le premier de tous ceux que nous a donnés la Nature.

« L'appréciation juste de la maladie et de ses causes fera toujours le grand médecin, le médecin de mérite, et dès que l'eau doit devenir notre seul remède, tout nécessairement dépendra de l'application qu'on en fera en temps convenable et opportun. Autrement, ce traitement amènerait des résultats dangereux, ou n'aurait point d'effet ; ce qui constituerait une perte de temps considérable, et, dans ces cas, équivaudrait à une grande maladresse.

L'application de l'eau, faite en proportion du but qu'on se propose, produit souvent une excitation générale, une sorte de révolution, qui met en travail les humeurs morbifiques auparavant stationnaires : il peut surgir de ce trouble des symptômes si extraordinaires, si remarquables, que jusqu'à présent du moins il n'y a que l'initié qui, à l'aide de la même formule avec laquelle il les a évoqués, puisse également les maintenir dans une bonne direction. On pourrait expliquer ce qui se passe de la manière suivante. Supposez un état chronique : on ne fait pas seulement qu'il disparaisse, ou que les souffrances qu'il détermine tantôt sous une forme, tantôt sous une autre, soient calmées pour quelque temps ; mais on provoque dans cet état chronique un changement complet, qu'on amène en suscitant une excitation générale, ou même en déterminant une maladie aiguë, et pour ainsi dire nouvelle, dont on traitera les nouvelles phases comme on le ferait en tout autre cas semblable. Si maintenant des personnes souffrant de maladies toutes récentes ne peuvent venir de chez elles à Graefenberg, il n'en est pas moins vrai que ces malades peuvent être guéris ici, car la même affection peut être produite ou se représenter d'elle-même pendant son traitement suivi rigoureusement. Sans cela il serait impossible certainement de mettre de nouveau en activité des gonflements des os, et surtout, chez les goutteux, d'anciens tophus, qui exigent très-souvent un haut degré d'excitation.

« Il n'est certainement pas facile de conduire à bien, comme on le fait ici, tant de traitements si divers, tant de crises si fortes, tant d'excitations. Et cependant c'est avec le même moyen, avec l'eau qu'on mène à bonne fin toutes ces maladies graves ; et il n'est pas plus difficile à Priesnitz de produire des effets si divers, qu'il ne l'est à certains montagnards d'exécuter avec un couteau seul des ouvrages qui réclameraient une foule d'instruments convenables.

« A cette question vient s'en joindre une seconde : Est-ce que vraiment l'eau seule peut produire des résultats heureux pour une foule de cas si variés? Répondre d'une manière satisfaisante à cette question n'appartient qu'au médecin qui a étudié ce traitement à fond. Je me borne, sans pouvoir cependant motiver une opinion, à conclure de tout ce qui vient d'être dit que si on a bien saisi le caractère de ce traitement, on doit lui assigner des bornes assez étendues. Qu'on veuille seulement nous accorder ce seul principe (et, soit dit en passant, il a été également professé par de vrais médecins), savoir : que le traitement continué avec persévérance finit par renouveler l'entier organisme ; qu'on admette par conséquent que toutes les humeurs nuisibles sont éliminées par les sécrétions, et qu'en outre de cela, la nature se trouve mise en mesure de ne plus produire que des matériaux assimilables, qui, à leur tour, changent toute l'économie ; ne sera-ce pas beaucoup que cette profonde modification apportée à l'organisme?

« Ajoutons ici que c'est précisément par ces résultats que Priesnitz explique les effets de son traitement. On ne conçoit pas alors pourquoi les mêmes effets ne seraient pas obtenus partout, et pourquoi il y aurait des exceptions.

« S'il est prouvé que pour rendre à la nature son énergie et son activité, l'eau dans ses diverses applications soit un moyen si puissant, où trouver alors les bornes de cette force qui de nouveau vient d'être imprimée à la nature, alors qu'on lui a fait prendre une bonne direction et que l'effet doit aller en croissant? Pour vouloir conclure de quelques non-réussites isolées au manque de sa puissance curative, il faudrait un examen approfondi des circonstances. Combien de fois n'entend-on pas blâmer le médecin et son art de la manière la plus violente par le malade, qui, n'ayant pas suivi rigoureusement la diète qu'on lui avait ordonnée, ni les autres prescriptions, cherche ainsi à se tromper lui-même et à se donner le change sur les reproches de sa conscience. Qui d'ailleurs confesse volontiers ses torts, surtout dans des cas pareils? A quelle mauvaise cause les excuses ont-elles jamais manqué? Et si cette vérité s'applique à d'autres situations, pourquoi ne serait-elle pas applicable à celle-ci? La surveillance d'un bon médecin a une influence sur tout le traitement à l'eau froide ; le bon succès de la cure en dépend, surtout dans les cas graves, comme dans les maladies chroniques, et aussi de la persévérance que le malade met à suivre le traitement. Il est bien certain qu'il faut beaucoup de force morale pour continuer pendant plusieurs mois, depuis le matin jusqu'au soir, un tel régime, de manière à n'avoir rien à se reprocher. Un peu d'observation suffira pour démontrer jusqu'à quel degré les imaginations se sont élevées. La méthode est neuve, originale ; l'opinion qu'on en a conçue, fondée sur quelques résultats heureux, est allée si loin, qu'on n'est pas éloigné de croire au miracle. Des sexagénaires arrivent ici dans l'espoir d'y trouver la Fontaine de Jouvence, et de pouvoir s'y débarrasser de maladies qui datent de vingt et trente ans. On s'habitue à n'envisager ce traitement que comme un voyage que l'on va faire aux eaux : on veut faire sa saison avec quelques distractions, et voir partir dans six ou huit semaines au plus un mal, qui, relativement aux forces de l'individu, demanderait pour sa guérison plusieurs années. Chaque fois que la réalité ne répond pas à des exigences aussi exagérées on retombe dans l'excès contraire.

« Pour pouvoir conclure avec un peu de justesse des résultats de quelques traitements isolés, sur la puissance de la méthode de Graefenberg, il est urgent de connaître exactement la conduite du malade après le traitement : car plus que dans tout autre le succès en dépend. Il serait facile d'en donner la preuve : ainsi tel, par exemple, qui à Graefenberg ne reçoit aucune éruption critique, la voit souvent survenir, sans même continuer, longtemps après le traitement, pourvu qu'il l'ait fait énergiquement ; et c'est alors qu'il trouve une guérison complète, ou du moins un soulagement à son mal.

« Ce qui doit servir à prouver que ces sécrétions à la peau ont une valeur intrinsèque, c'est qu'elles se composent réellement de matières morbifiques, et ne sont pas, comme on voudrait bien l'insinuer, une sécrétion sans portée, produite seulement par le mode particulier qu'affecte ce traitement. On trouve, en général, que les parties souffrantes qui ont eu à Graefenberg une sécrétion critique, se sont entièrement guéries, tandis qu'au contraire le succès n'est pas aussi heureux dans des parties malades, qui, malgré une application énergique et continue du traitement, n'ont pas offert de trace d'excitation locale. Celui qui, par exemple, souffre de rétractions musculaires aux pieds et aux mains causées par le froid, et qui par le traitement n'obtient de sécrétions critiques qu'à ces dernières, trouvera plus tard qu'il n'y a que celles-là qui soient guéries. Dans ce cas le traitement n'a peut-être pas été continué assez longtemps pour pouvoir produire un effet suffisant sur les pieds, dont la maladie datait d'une époque plus éloignée. Puisse cette explication contribuer un peu à faire apprécier à sa juste valeur le reproche qu'on adresse à la méthode de Graefenberg de guérir rarement tout à fait. Nous n'entendons certainement pas dire que le traitement soit agréable, facile, commode, surtout dans des maladies chroniques ; car dans les cas aigus, récents, il agit ordinairement d'une manière aussi brillante que prompte. Mais quel autre refuge reste-t-il donc pour le pauvre souffrant qui a fait en vain mille tentatives ? Ici du moins la récompense ne manquera pas aux persévérants et à ceux qui ont une volonté forte.

« Si nous examinons la question de l'application de ce traitement dans la pratique, nous arrivons à un résultat tout différent ; l'emploi de cette méthode énergique rend, pour ainsi dire, le séjour dans un établissement spécial, *ad hoc*, indispensable. Peu de personnes sont en position de pouvoir chez elles prendre les dispositions nécessaires ; d'autres n'auront ni le temps, ni le moyen de quitter leur domicile : en d'autres endroits, surtout dans les grandes villes situées sur le bord des fleuves, une eau pure et froide manque totalement. Ainsi en admettant même qu'on pût conduire ici le traitement d'une manière assez sûre pour que des maladies récentes ou des maux isolés fussent guéris sans excitation d'aucun principe morbifique, comme elles pourraient l'être par d'autres méthodes, ce ne serait pas moins aller contre la tendance de ce traitement ; car rappelons-nous que la nature mise en mouvement possède une activité générale qui s'empare de tout l'organisme, et provoque par le renouvellement de celui-ci, la guérison de maux isolés, résultat qui, bien que certain, n'en est obtenu toutefois que dans un espace de temps que tout le monde ne peut pas sacrifier. Ces motifs et bien d'autres se présentent comme autant d'obstacles à une application en grand de cette méthode, quand même les maladies pourraient être guéries par elle. Puisse un homme se trouver dont la puissance d'invention sache vaincre ces obstacles ! Puisse-t-il se trouver un médecin, aussi grand que libre de préjugés, qui, ne dédaignant pas de venir étudier à fond cette méthode, poursuivra jusque dans ses limites les plus reculées cette nouvelle voie, ouverte pour le bien de l'humanité ; car dans l'état actuel des choses, ce flambeau à peine allumé va s'éteindre avec la vie d'un homme !

« Qu'on nous permette encore les observations suivantes, elles s'adressent surtout aux personnes qui n'ont pas confiance dans l'emploi de ce traitement, et qui doutent de son efficacité, parce qu'il n'est pas conduit par un médecin véritable, auquel on puisse se confier avec la sécurité accoutumée. Ce n'est qu'aux yeux de la masse qui juge toujours superficiellement que le mérite de Priesnitz peut paraître une chose inouïe et fabuleuse, renversant toutes les idées reçues, et tenant en quelque sorte du miracle. Un examen approfondi démontrera au contraire que le développement de ce traitement est en harmonie avec les lois immuables de la Nature. Priesnitz est doué de beaucoup d'intelligence, et d'un don d'observation remarquable. Il y a en outre dans son caractère une telle ardeur pour le travail, que les obstacles ne sont pour lui que des stimulants ; si le sort l'avait fait naître dans une grande ville, doué de quálités comme il en possède, son père qui n'était pas sans quelques ressources, lui aurait fait faire quelques études, et il serait aujourd'hui un sujet distingué. Que le hasard l'eût fait médecin, et il serait devenu sans doute le promoteur de quelque doctrine ; mais à moins d'un miracle il n'aurait pas découvert les effets si divers de l'eau froide. N'ayant que celle-ci à sa disposition, né dans une contrée isolée, au milieu de hautes montagnes, éloigné de toute civilisation, ce fut la nécessité, poussé qu'il était par une sorte d'instinct à porter remède aux maux de ses semblables, qui lui fit faire cette découverte. Ce qui est arrivé ici, s'est rencontré dans bien d'autres circonstances : ses premiers essais ayant réussi, la renommée les répandit en même temps que sa confiance augmentait dans l'eau, et dans sa manière de l'employer.

« Si Priesnitz avait été médecin, il aurait, tout en faisant usage de l'eau froide, puisé de nouveaux moyens dans les riches trésors des médicaments et des remèdes qu'une science péniblement acquise aurait mis à sa disposition ; mais ici, privé de tout, sa puissance d'invention, toujours de plus en plus excitée, ses observations continuées pendant longues années, tout concourut à lui faire découvrir les divers effets de l'eau froide. L'application de cette méthode réfrigérante, plutôt dérivative que directe, prit de cette manière naissance, et elle était fondée sur la découverte des différents effets de l'eau froide appliquée au corps en santé. C'est ainsi que Priesnitz, s'accommodant de toutes ces circonstances, a su se créer au moyen de l'eau froide une nouvelle puissance d'agir, en découvrant un moyen de développer une chaleur active, qui constitue la base de tout son traitement, et qu'on peut appeler l'essence de toute sa méthode.

Il n'aura jamais besoin, quelle que soit l'urgence d'obtenir un prompt résultat, d'employer des compresses chaudes ou des bains de pieds chauds, etc. Il dit de ceux-ci que l'excitation produite par de pareils moyens doit amener un plus grand relâchement et l'inactivité de la peau, puisque tous les vaisseaux sont dilatés, et qu'elle sera plus sensible aux agents extérieurs. Il existe une différence énorme entre la chaleur qu'on développe au moyen de l'augmentation de l'activité vitale et celle qui serait due à des moyens artificiels.

« C'est ainsi que prit naissance le moyen facile de donner à chaque éruption de la peau tout le développement dont elle était susceptible, soit que la maladie n'eût encore parcouru que sa première période, soit que déjà il y eût un commencement de rétrocession. Quant à redouter des refroidissements, ils sont impossibles dans le traitement, puisqu'il se fait en grande partie à fenêtres ouvertes. Des infractions au régime ne sont pas non plus à craindre, puisqu'on n'excite jamais une faim extraordinaire par des privations préalables, et que tout au contraire le malade a toujours la permission de manger à son appétit. A ce sujet on est d'avis qu'il ne convient pas d'affaiblir la nature, puisque sa tendance est d'amener des sécrétions morbides, critiques, travail qui nécessite l'emploi de toutes ses forces.

« Il est des tempéraments, qui après une indisposition, un refroidissement, montrent une tendance à transpirer. On dit également, quand un malade tombe dans une sueur très-abondante, que la nature l'aide elle-même ; c'est une crise heureuse, dont on peut avoir bon espoir, et voilà précisément ce qui à

Graefenberg est facilité ou même amené de force. C'est enfin de cette manière seule que l'eau a toujours produit des effets si divers, dans les applications qu'on en a faites avec les formes les plus variées et les mieux entendues. Ces applications, du reste, ne peuvent varier qu'entre les limites, comprises entre les linges mouillés et un bain d'eau froide, de la durée de 7 heures.

« En résumé donc, le merveilleux de cette méthode tombe devant l'examen des faits ; elle vient s'ajouter naturellement aux progrès que les sciences humaines ont faits depuis que le monde existe, et qui ont amené l'Humanité au point de développement qu'elle nous offre dans les temps actuels. »

« Graefenberg, le 20 juin 1836. »

CHAPITRE III.

ACTION DU TRAITEMENT HYDROPATHIQUE

DANS LES MALADIES AIGUES.

Quiconque visite les établissements hydriatriques de l'Allemagne reste frappé d'un fait : c'est l'accord presque général des malades à se louer de cette médication, non que tous indistinctement trouvent dans l'emploi de cette cure la fin de leurs maux ; mais parce que du moins, si cette méthode ne les guérit pas, elle leur apporte à tous du soulagement. Les malades, dans cette circonstance, sont guidés par une sorte d'instinct qui ne peut guère les tromper : ils se font juges de procédés qui leur paraissent simples, rationnels, et dont ils comprennent le but et surtout le mode d'action. Pour eux, le voile qui couvre les maladies semble être déchiré, et toutes les questions médicales sont à leurs yeux désormais résolues. Aussi, disons-le franchement, les malades qui sentent ainsi toute l'importance de cette thérapeutique, éprouvent surtout, quand leur état de santé les porte à cette disposition d'esprit, un regret extrêmement vif de ne pas l'avoir connue en temps opportun, et ce regret est accompagné souvent contre la Médecine allopathique d'un sentiment de répulsion, qui est toujours en raison du degré de souffrance auquel leurs organes sont parvenus. J'irai même plus loin, et je dirai qu'il n'est pas rare de voir s'étendre cette animadversion contre une science, qui, à leurs yeux, a été non-seulement impuissante à les guérir de leurs maux, mais les a quelquefois aggravés, et il n'est pas rare de les voir envelopper dans une proscription commune la Médecine et ceux qui sont chargés de l'appliquer. Les médecins qui auront visité Graefenberg, auront certainement rencontré un grand nombre de ces malades aigris par la souffrance, et plus encore par cet état moral que vient développer chez eux l'examen comparatif de l'Hydropathie et de l'Allopathie.

Excusons cette disposition d'esprit, et faisant un retour sur nous-mêmes, avouons que si la maladie a été parfois impitoyable pour le malade, peut-être aussi de son côté le médecin, malheureusement entraîné par quelque idée systématique, a-t-il quelquefois sacrifié à une médication déplorable les intérêts de son client. On sent toute la réserve que je dois mettre à soulever une pareille discussion, mais les faits que j'ai eus sous les yeux m'ont fait naître cette pensée ; et d'un autre côté, ils expliquent jusqu'à un certain point l'opposition de certains médecins, qui, désireux d'étudier de près cette méthode, ont eu à souffrir d'un accueil désobligeant. Chez ces médecins, c'est quelquefois une opposition de dépit, et ce n'est point de nos jours seulement que l'on a reconnu que des causes légères influaient sur de grandes décisions.

Maintenant que je viens de chercher à sonder les motifs de cette disposition morale dans laquelle se trouvent beaucoup de malades qui suivent la cure hydropathique, faisons un peu la part des sentiments qu'éveillent chez un jeune médecin tous les faits qu'il a vus se passer sous ses yeux. Supposez-le partisan de l'éclectisme, ou franchement dévoué aux idées de l'école qui s'intitule Physiologique.; voyez-le ensuite comparer ces prescriptions d'émissions sanguines, ordonnées de nos jours si fréquemment, à ces procédés si simples et cependant si efficaces de l'Hydriatrie ; étudier les médications en vigueur contre la goutte, le rhumatisme, les affections scrofuleuses, siphilitiques, et mettre en parallèle contre de vains palliatifs que la Médecine ordinaire emploie le plus souvent dans ces circonstances, les énergiques et rationnelles prescriptions du traitement des maladies par l'eau ; et, quand jugeant l'impuissance de l'une, et l'efficacité de l'autre, il se prend aussi, avec les malades, à combattre ces doctrines thérapeutiques le plus souvent insuffisantes, quelquefois dangereuses ; ne peut-on pas jusqu'à un certain point excuser de sa part une aggression contre des méthodes qui naguères encore faisaient sa règle. Croyez-le, il faut quelque fermeté d'âme pour résister a cet entraînement que de vulgaires esprits peuvent appeler enthousiasme, fanatisme, et qui n'est cependant chez lui que le résultat d'une conviction profonde, née de la comparaison qu'il a pu faire des doctrines qui lui ont été enseignées avec celle de Priesnitz. En Allemagne, le médecin français à la vue de cette quantité de formules qui ont été prescrites à certains malades, et que ceux-ci vous produisent comme un dossier accusateur d'une thérapeutique fondée uniquement sur des drogues, et à laquelle sont trop portés les médecins étrangers ; ce médecin, dis-je, ne peut s'empêcher de plaindre de tels malades, victimes ainsi des doctrines régnantes dans les écoles. En France, on n'aura probablement pas à traiter cette foule de maladies si justement nommées médicinales par certains auteurs, mais en revanche nous nous trouverons en présence de constitutions épuisées par les émissions sanguines que l'on prodigue de nos jours avec tant d'aveuglement. Quand Broussais, s'élevant de toute la hauteur de son génie, sapait à son début la doctrine de l'essentialité des fièvres, les mots de remède incendiaire, d'assassin, coulaient de sa plume vigoureuse ; et ses adversaires dénoncés sans pitié au monde savant, tombaient sous les coups de sa polémique serrée et redoutable. Un jour viendra peut-être qu'un écrivain, juste appréciateur d'une méthode nouvelle, communiquera à ses lecteurs une de ces brûlantes convictions qu'il aura puisées dans l'observation des faits : c'est alors que s'élevant avec force contre les déductions thérapeutiques du physiologisme, il montrera que le but a été dépassé, et que si la médication antiphlogistique est utile pour triompher des maladies, c'est à la condition de ne pas dépasser le but qu'elle se propose.

Pour nous, notre rôle est plus modeste ; simple observateur d'une thérapeutique que nous croyons utile de propager, nous n'avons voulu dans cette courte esquisse, que donner une idée générale de la méthode, et montrer que loin d'être en désaccord avec les principes de la science, elle en était au contraire la confirmation ; et que l'élever trop haut était aussi contraire à la vérité, que vouloir sans examen la rejeter complètement.

Il y a dans l'étude de tout traitement deux choses à considérer : la pratique d'abord, ensuite la théorie ; l'une ne marche pas sans l'autre ; elles s'enchaînent et s'engendrent mutuellement. La pratique seule, sans données théoriques, n'est qu'un empirisme grossier, incapable de rien fonder de durable, et toujours dangereux dans son application ; on peut même dire que le médecin, dans les divers procédés qu'il emploie, se guide toujours sur quelques principes, et qu'il s'abandonne rarement au hasard. D'un autre côté, toute application a besoin d'être systématisée pour revêtir un caractère scientifique : c'est de cette manière que l'expérience d'un seul profite à l'expérience de tous, et que les travaux de ceux qui nous ont précédés peuvent concourir à l'avancement de ceux qui s'exécutent à notre époque. Si donc nous faisons l'application de ces données au traitement hydropathique, nous aurons à rechercher la meilleure classification de cette méthode et de sa comparaison avec celles qui, jusqu'ici, ont été employées en médecine ; nous pourrons faire ressortir les avantages ou les inconvénients de son emploi, et juger du degré de supériorité ou d'infériorité qu'elle nous offre relativement à toutes les autres.

Si l'on étudie les divers modes d'action des médicaments, on peut y reconnaître, en les envisageant d'un point de vue général, deux propriétés fondamentales qui établissent entr'eux une division bien tranchée. Les uns n'ont pas d'action bien déterminée ; leur application est multiple, complexe, variant suivant les indications employées quelquefois dans des cas tout différents ; donnant lieu entre les mains du médecin qui sait les manier avec prudence à des effets divers, qui tiennent à une infinité de causes qu'un esprit juste sait toujours apprécier : les autres sont dits spécifiques, et la spécificité doit s'entendre d'un mode d'action particulier, inconnu dans son essence, et qui ne laisse apercevoir aucun intermédiaire entre l'effet et la cause. Tandis que les premiers sont très-nombreux, et composent à eux seuls presque toute la matière médicale, les seconds sont malheureusement en très-petit nombre, mais ils compensent cette rareté par la certitude des effets qu'ils produisent. De suite on sentira, sans qu'il soit besoin d'insister longuement sur cette démonstration, que la médication hydro-pathique doit prendre rang parmi les médications de la première classe, et que rarement il lui sera donné de suppléer à celles de la seconde.

L'Hydriatrie, en effet, ne s'attaque jamais directe-ment à la nature du mal ; elle met l'organisme humain en état de réagir contre les causes de maladie, et favorise l'élimination ou la disparition des prin-cipes étrangers développés au sein de nos organes, et qui sont une cause de troubles apportés à la régu-larité de nos fonctions ; et quand la nature du mal ne comporte pas une de ces répressions promptes, éner-giques, une de ces révulsions puissantes qui per-turbent violemment l'économie, mais qu'il faut de toute nécessité que la nature passe par une série de phénomènes morbides qui constituent les phases di-verses de tout état pathologique, l'Hydriatrie dans ces cas, est une des médications adjuvantes les plus utiles et les plus précieuses ; c'est là, dans cette ma-nière d'envisager l'emploi de l'eau, que gît, relative-ment aux maladies aiguës, toute la théorie du mode d'action de l'eau froide.

Par cela même que l'Hydropathie n'appelle à son aide que des moyens naturels, tirés de l'hygiène, son action est plus lente, mais aussi plus douce, plus inoffensive, et à tous égards plus efficace. En effet, nous vivons dans une lutte perpétuelle avec tous les agents qui nous entourent : c'est l'air qui agit sur nous par sa composition, sa pression, sa température, son état électrique : notre corps est le siége d'un échange continuel des parties du dehors avec celles qui entrent dans la structure de nos organes. C'est une succession constante de phénomènes qui se renouvellent sans cesse. Aussi, Bichat avait-il cherché à exprimer cet antagonisme de l'économie vivante et des agents extérieurs, en disant : « Que la vie était l'ensemble des forces qui résistent à la mort; » et que Broussais plus explicite a pu avancer avec Brown, tout en faisant découler de cette proposition des principes de thérapeutique contraires : « Que la vie ne s'entretenait que par des stimulants. »

C'est donc à rétablir les fonctions des sécréteurs, organes si importants par le rôle qu'ils jouent dans tous les phénomènes de la vitalité, à régulariser les fonctions d'assimilation, en agissant sur les organes digestifs et respiratoires, que nous devons nous attacher. L'Hydropathie, il faut le dire, est merveilleusement apte à donner au médecin les moyens d'action que réclame la nature des lésions qu'il est appelé à combattre, et à mettre l'organisme en état de se suffire à lui-même.

Désormais fixé sur le mode d'action fondamental de l'Hydriatrie, il nous reste à présenter les effets généraux qu'on doit en attendre, soit dans l'application des maladies aiguës ou des maladies chroniques, et à établir un parallèle des diverses médications qu'elle peut avantageusement suppléer, ou qui doivent être maintenues préférablement à elle.

Parcourez les classifications des traités de thérapeutique ; analysez les phénomènes intimes de tous ces agents que fournit la matière médicale, et vous arriverez à cette conclusion que toutes les propriétés thérapeutiques des médications, à l'exception des agents dits spécifiques, se réduisent à deux modes d'action, effet tonique, effet sédatif ; et si la Médecine dans sa marche progressive, a toujours conclu à la guérison des maladies par la stimulation et la débilitation (PROPOSIT. XXVII), il n'y a rien d'étrange, ni de forcé à ce que l'on reconnaisse à la plupart des médicaments, la propriété de produire ces deux effets. Si enfin on admet, et les faits en donnent suffisamment la preuve, une action sédative et tonique à l'eau froide (PROP. I et II), on arrive naturellement, logiquement à faire entrer l'Hydropathie dans les divers modes de curation que préconise de nos jours la thérapeutique.

La doctrine pathogénique de Priesnitz repose sur un humorisme qui semble, par les résultats que donne la cure hydriatrique, avoir pour lui quelques degrés de probabilités : d'un autre côté, elle est loin d'être en désaccord avec les doctrines régnantes et les nouveaux travaux physiologiques. Sans aucun doute, la manière dont les écrivains qui ont écrit sur l'Hydriatrie présentent cette idée, doit lui faire perdre tout crédit près des médecins ; aussi cette forme exclusive et absolue, que des hommes étrangers pour la plupart à la médecine veulent assigner au traitement des maladies par l'eau, doit être justement rejettée ; car il est de toute évidence qu'elle ne peut s'appliquer à tous les cas.

Avec les auteurs du *Traité de Thérapeutique* (TROUSS. ET PID.), nous divisons les maladies en trois grandes classes : 1° les synergies ; 2° les cachexies ; 3° les névroses. Cette classification peut concorder en tous points avec les indications curatives que nous ferons ressortir du traitement hydropathique. La première classe comprend les affections aiguës dans lesquelles les phénomènes fébriles sont prédominants, et qui se traduisent surtout par des désordres du côté du système vasculaire. C'est ici qu'apparaissent ces réactions violentes de toutes les forces de l'économie, destinées à combattre les agents destructeurs qui s'attaquent à nos organes : et ce sont ces maladies desquelles on peut dire, *cum materiâ.*

Toutes les fièvres péripneumonique, typhoïde, varioleuse, inflammatoire simple, se rangent dans cette catégorie. Aussi les auteurs que je viens de citer définissent-ils par maladie aiguë : « celle qui se termine ou est susceptible de se terminer rapidement par la solution ou l'élimination complète de sa cause prochaine, après une succession active et non interrompue de phénomènes-morbides. »

Les deux autres classes renferment les maladies chroniques, et sous ce titre se rangent : « celles dont la cause et les conditions prochaines de développement, reproduites incessamment, ne sont pas du tout, ou ne sont qu'incomplètement jugées ; ce qui peut arriver de trois manières : 1° les efforts critiques et médicateurs de l'organisme n'éliminent le principe morbifique que temporairement ; 2° cette réaction n'offre qu'un déploiement de forces lent, interrompu, insuffisant, et sans rapport avec l'état morbide, ou la cachexie ; 3° elles ne consistent exclusivement qu'en des actes adynamiques ou nerveux, sans coordination et sans puissance critique en l'absence de tout vice appréciable de la matière (névroses) ; 4° enfin on n'observe que des signes d'une altération plus ou moins graduelle, *totius substantiæ*, sans symptômes bien évidents (cachexies). » (TROUSS. ET PID.)

Ce n'est donc point seulement les propagateurs de la doctrine de Priesnitz, qui, dans la recherche du mode d'action de l'Hydriatrie, font intervenir la force médicatrice de la nature, et parlent de matières à éliminer. Seulement les Hydrothérapeutes, et j'ai peut-être tort de désigner sous ce nom les écrivains Allemands qui ont écrit des traités d'Hydropathie, en voulant faire l'application de ce traitement à des affections dont le plus souvent ils ne connaissaient que le nom ; ces Hydrothérapeutes, dis-je, ont commis la faute de généraliser cette doctrine pathogénique, et d'avoir voulu l'appliquer dans tous les cas.

J'ai dit quelque part, dans les chapitres qui précèdent, que l'Hydropathie était véritablement une méthode naturelle, on peut même dire la méthode naturelle par excellence ; et pour définir ce que l'on entend par cette expression, j'emprunterai les lignes suivantes à l'ouvrage de thérapeutique déjà cité. Après les définitions données par les mêmes auteurs, de ce que l'on doit entendre par maladies aiguës, maladies chroniques, et méthode naturelle, nous verrons combien la méthode de Priesnitz est rationnelle, fondée en principe, et conséquemment en fait : « Par une méthode naturelle, on se propose, en médecine, d'imiter les réactions médicatrices de la nature : 1° en les abandonnant à elles-mêmes et entourant l'organisme de circonstances favorables à leur déploiement spontané, lorsque les phénomènes en sont réguliers, modérés et suffisants ; 2° en apaisant leur violence excessive par diverses médications tempérantes, destinées à réduire la réaction à un degré

compatible avec la conservation de la vie et l'accom-
plissement de la fonction morbide ; 3° en stimulant
l'inertie du système nerveux et le mettant, à l'aide
de divers moyens excitants, au niveau des besoins
et des nécessités de la maladie, soutenant la fièvre,
animant dans une juste mesure les appareils d'élimination, prêtant en un mot, à l'organisme vivant les
forces qui lui manquent pour dominer la maladie,
en digérer les causes matérielles, en évacuer les produits, réparer ses pertes et se relever de sa faiblesse ;
4° en renouant des rapports rompus, rétablissant
des synergies dissociées, et imprimant au système
harmonisateur de la résistance, de la fixité d'action,
de la *stabilité d'énergie*, et en assurant l'unité et le
rapport fonctionnels, qui ne sont autres que la vie
elle-même. (TROUSS. et PID.) » Analysons les lignes
que nous venons de citer : le premier paragraphe
rentre tout à fait dans les règles de l'hygiène ; c'est
de l'Hippocratisme tel qu'il faut le concevoir, n'intervenant nullement d'une manière directe contre le
principe des maladies, et se bornant seulement à
mettre les conditions extérieures en harmonie avec
l'organisme souffrant. Si l'on vient à réfléchir à la
marche que trace pour la curation de la maladie les
préceptes compris sous les trois paragraphes qui
suivent, on n'y trouve que deux modes d'action qui
sont : 1° une médication sédative ; 2° une médication
tonique.

J'ai déjà, en analysant les propriétés thérapeutiques
des agents de la matière médicale, montré qu'à l'exception des médicaments dits spécifiques, tous ou
presque tous possédaient une propriété sédative et
tonique ; que, d'un autre côté, d'après l'autorité des
auteurs les plus recommandables, le froid ou l'eau
froide présentait à un haut degré ces deux modes

d'action (PROP. I et II). Je viens enfin prouver que l'Hydriatrie est réellement une méthode naturelle, plus sûre dans ses effets, plus rapide dans son application, plus efficace dans la curation des maladies, que toutes les méthodes que l'on peut comprendre sous la dénomination que nous venons de citer. Laissant donc en dehors de notre sujet tous les cas morbides qui trouvent dans les ressources de la matière médicale des remèdes à effet certain, bien déterminé, il nous reste à démontrer de quelle manière l'Hydropathie peut nous procurer une médication sédative et tonique, et à choisir quelques exemples pour en faire l'application.

Le mot sédatif, de *sedare*, calmer, reçoit une acception en médecine fort étendue. Supposez une pneumonie traitée par la méthode hydropathique, faites tomber le mouvement fébrile, vous avez un effet sédatif au système vasculaire : que les phénomènes de réaction fléchissent, et que vous voyiez succéder aux phénomènes inflammatoires des phénomènes nerveux; si vous déterminez alors un mouvement fluxionnaire sur l'organe cutané, et que les accidents du côté du cerveau disparaissent, vous avez encore dans ce cas, un effet sédatif, mais du système nerveux; et dès-lors, les termes de médication antiphlogistique, antispasmodique, doivent être comprises sous cette dénomination. Par effet tonique, on doit entendre un mode d'action aussi fort étendu, et qui ne se borne pas seulement au sens qu'on attache d'ordinaire dans les ouvrages de thérapeutique à cette expression. Pour prendre également un point de comparaison qui explique ma pensée, et donne une juste idée de ce qu'on doit comprendre sous ce terme, supposez un cas de fièvre typhoïde arrivé à cette période où le malade tombe dans l'adynamie ; que la Médecine allopathique vienne à cette période appliquer ses révulsifs sur la peau, stimuler le tube digestif par des remèdes excitants ; le médecin veut, dans cette circonstance, obtenir un effet révulsif, excitant, irritant : que le médecin hydrothérapeute, à l'aide de frictions à la glace, de draps mouillés froids, réveille cette torpeur genérale sous laquelle allait succomber l'organisme, ne sera-ce pas un effet tonique qu'il aura obtenu, comme aurait pu en produire les médicaments irritants, excitants, révulsifs etc. Et tandis que plus haut nous voyons le froid contenir dans de justes bornes les désordres qui ont pour siége le système nerveux et vasculaire, c'est à ranimer dans ce dernier cas ces mêmes systèmes frappés d'une sorte d'engourdissement, prélude avant-coureur des accidents les plus graves, et même d'une terminaison funeste, que la médication hydriatrique est employée.

La méthode hydropathique, par l'usage qu'elle fait du froid, a donc la propriété de modérer les troubles de la circulation, c'est-à-dire, l'élément fébrile qui complique la presque généralité des maladies. Il est peu de médicaments qui par leur rapidité d'action, leurs effets consécutifs, puissent offrir autant d'avantages, et présenter aux malades moins d'inconvénients ; mais le médecin dans son application doit aussi avoir égard aux considérations d'âge et de sexe, de température, et surtout au dégré auquel sera parvenue l'affection. C'est une médication puissante, héroïque, mais qu'il faut savoir manier ; si l'on agit plus vite et mieux, c'est à la condition aussi de bien saisir les indications, et de ne pas se fourvoyer dans des applications intempestives. C'est surtout dans les maladies aiguës que l'Hydriatrie donne des résultats qui semblent tenir du prodige, surtout pour ceux qui ne sont pas initiés à son mode d'action. Déjà dans les hôpitaux de Paris, à l'hôpital de la Pitié, par exemple, dans le service du docteur Gendrin, j'avais déjà vu ce savant médecin ordonner des affusions froides dans la période fébrile du typhus, et se louer beaucoup de cette médication ; et non-seulement il ordonnait ces applications alors que les phénomènes fébriles étaient prédominants, mais encore lorsque les fonctions languissantes accusaient un défaut de réaction, qu'il cherchait à obtenir par des affusions froides, que le malade recevait étendu sur une longue toile cirée. J'ai encore présentes à l'esprit les belles considérations qu'à cette époque toute récente il nous exposait sur les fonctions de l'organe cutané, sur lequel il ne cessait d'appeler notre attention. J'avoue que l'enveloppement dans les draps mouillés permet au médecin d'obtenir plus facilement, et surtout plus commodément pour son malade, cet effet sédatif et rationnel que le médecin, dont je viens de citer le nom, cherchait à obtenir à l'aide d'un seul et unique procédé.

Lors de mon retour de Graefenberg, je n'eus rien de plus pressé que de recourir à l'ouvrage de thérapeutique de MM. Trousseau et Pidoux, pour y lire l'article qui concernait le froid ; non que je ne le connusse déjà, mais j'étais curieux de juger ce que produirait sur moi la lecture de leur Traité, après avoir été témoin de faits si intéressants offerts à mon observation dans les établissements hydropathiques. J'y trouvai le résumé de l'emploi du froid comme moyen antispasmodique, tonique et antiphlogistique, mais envisagé toujours d'une manière restreinte en quelque sorte comme méthode adjuvante, et nullement comme médication générale pouvant se suffire à elle seule, et ne laissant aux autres moyens qu'un rôle tout à fait secondaire. Ce fut dans cet ouvrage

que je vis la mention d'un *Traité du Froid*, publié
par M. La Corbière, avec les réflexions suivantes :

« Dans ce Traité (*) inspiré par les plus ardentes
convictions, et partout empreint du physiologisme
le plus franc, les vertus de l'eau froide ont été exal-
tées avec un enthousiasme, qui, nous le craignons,
n'attirera pas sur cet agent thérapeutique toute l'attention qu'il mérite. A côté des vérités les plus utiles
et les plus incontestables, on y lit des exagérations
et des erreurs toujours étayées de faits en apparence
irrécusables, tant les faits sont insignifiants par eux-
mêmes et peuvent servir tour à tour les principes les
plus opposés. Nous croyons néanmoins devoir recommander cette savante et consciencieuse mono-
graphie à ceux qui voudront ne rien ignorer de tout
ce que les sciences physiques, naturelles et médicales
peuvent fournir de données solides sur le froid, envisagé sous tous les rapports. J'avoue qu'après avoir
lu attentivement l'ouvrage dont il est ici question,
je ne puis partager l'opinion que les savants auteurs
du *Traité de Thérapeutique* en portent. J'y ai trouvé
au contraire de nombreux faits, qui confirment plei-
nement les résultats obtenus par l'Hydropathie. Pour
quiconque n'a pas étudié et vu par ses yeux l'efficacité
de ce nouveau traitement, les faits que cite le docteur La Corbière paraîtront toujours extraordinaires,
et comme le disent MM. Trousseau et Pidoux, em-
preints d'exagération. Il est à regretter que lors de
la publication de son ouvrage, l'auteur de ce Traité
n'ait pas connu la méthode de Graefenberg, et cependant à la fin des citations qu'il fait d'ouvrages qui
traitent spécialement de la médication réfrigérante,
l'auteur mentionne, comme devant attirer l'atten-

(*) *Traité du Froid,* par le docteur La Corbière. Paris, 1839.

tion des médecins, un petit ouvrage (*) qui est, selon lui, du plus haut intérêt par les faits et les inductions qu'il contient, et qui, bien que rédigé par un homme étranger à la médecine, offre cependant cette précision et cette simplicité qui caractérisent les bons esprits. Je ne puis donc que recommander à mes lecteurs l'ouvrage du docteur **La Corbière**; outre qu'on y trouvera un grand nombre d'observations du plus haut intérêt, parmi lesquelles j'en choisirai quelques-unes des plus probantes et des plus complètes, on y lira aussi avec la plus vive satisfaction les savantes considérations que l'auteur a su rattacher à l'examen d'une question dont il a fait une étude approfondie.

Mon but, en rapportant les observations qui vont suivre, n'est point de donner le traitement des diverses affections que je vais passer en revue. J'ai voulu montrer seulement en puisant dans les auteurs anciens, et surtout dans les modernes, que l'eau avait été employée réellement, et avec succès, dans tous les cas où l'indique le traitement de Priesnitz, à l'exception des maladies chroniques; et je saurai faire la part de ce qu'on peut espérer de la nouvelle méthode pour leur curation : la plupart, je pourrais même dire toutes les maladies aiguës, ont été plus ou moins traitées par l'eau froide, employée soit à l'intérieur, soit à l'extérieur. Aussi ne faut-il nullement s'étonner que les médecins, se fondant sur ces faits épars dans la science, rejettent comme nouvelle la méthode hydrot hrapique.

Observation de Scarlatine. Voici une observation

(*) *Les Résultats obtenus par l'Eau froide, ou l'Hydrosudopathie.* — Mansut, Paris, 1838.

qui est due à Giannini. « Une jeune fille, âgée de dix ans, eut la fièvre scarlatine de l'espèce la plus mauvaise, celle que Sauvages appelle *anginosa*. La jeune personne était d'une constitution délicate et valétudinaire, de sorte que les symptômes étaient d'autant plus graves, et le danger plus imminent. Après plusieurs jours de malaise, la fièvre se manifesta avec frisson : deux heures après, mal de gorge et vomissement de matière verdâtre et aqueuse. Le jour suivant, la peau était parsemée de points d'un rouge écarlate ; les yeux étaient allumés, la tête douloureuse, ainsi que le dos et les lombes. La chaleur de la peau était très-mordicante ; le gosier douloureux, d'un rouge foncé ; la malade ne buvait qu'avec peine et presque point. La voix était altérée et nasale ; l'haleine fétide. Des bonds universels avaient lieu fréquemment, ainsi que des soubresauts dans les tendons. Il y avait inquiétude, incertitude dans les idées, ce qui annonçait l'état voisin du délire, etc.

« Le docteur Giannini n'ayant point de baignoire à sa disposition, fit asseoir la malade toute nue dans un baquet. On lui versa, à trois ou quatre reprises, deux seaux d'eau froide, depuis les épaules jusqu'en bas. On lui en versa ensuite autant sur la tête, de sorte qu'il n'y eut aucune partie du corps qui n'en fût atteinte. L'impression fut vive, mais aussi les effets salutaires suivirent promptement ; car, après avoir été essuyée légèrement et remise au lit, elle témoigna sa satisfaction du soulagement et de l'état de fraîcheur qu'elle éprouvait. Le pouls, qui auparavant était petit, mou, mais battant cent trente fois dans une minute, ne donnait plus que quatre-vingt-dix-huit pulsations. Tous les accidents étaient calmés, et, au bout d'un quart d'heure, la malade s'endormit tranquillement.

« Mais six heures s'étaient à peine écoulées, que

son état se trouva plus alarmant qu'auparavant. Tous les symptômes augmentèrent, il y eut du délire. Le pouls battait cent trente-huit fois, la peau était très-brûlante : il y avait supination ; la respiration paraissait abdominale, etc. Quoique le docteur Giannini sût par expérience qu'il n'était pas rare de voir ainsi s'aggraver les symptômes après les premiers usages de l'eau froide à l'extérieur, néanmoins il n'était pas sans inquiétude sur les conséquences que le vulgaire tire ordinairement d'un remède inusité ; et qui, eu égard aux préjugés, doit lui paraître encore plus étrange, lorsque l'issue de la maladie est funeste. Toutefois, il obtint des parents effrayés que les affusions seraient répétées ; ce qui fut exécuté comme la première fois.

« Le soulagement ne fut pas moins prompt. Après une demi-heure, le pouls ne battit plus que quatre-vingt-seize fois. Enfin le calme se rétablit, le sommeil survint, une légère sueur, semblable à de la rosée, se répandit sur le front et les joues de la petite malade. La nuit se passa dans cet état. Cependant le pouls reprenait de la vélocité, il était déjà à cent huit, et la peau était très-rouge. L'affusion froide fut répétée avec le même avantage. Le soir, les symptômes reprennent encore, mais avec moins de violence ; nouvelle affusion froide, même succès. Le troisième jour, pleine convalescence : on lava seulement la malade avec de l'eau tiède et du vinaigre, pour calmer les ardeurs de la peau et faire tomber les efflorescences dont elle était couverte. »

Voici une observation tirée de l'ouvrage de Currie, et qui est bien digne de méditation :

« Pendant l'automne de 1794, un Américain, âgé

de vingt-quatre ans, à peine arrivé à Liverpool, fut inoculé sous ma surveillance. La fièvre d'invasion se manifesta le septième jour ; elle était assez forte : le malade avait le pouls accéléré et faible, l'haleine fétide ; douleur à la tête, au dos et aux lombes. En peu d'heures la chaleur s'éleva à 107°, et le pouls battait 119 fois en une minute. Je l'invitai à boire abondamment de l'eau froide et de la limonade, et je lui versai sur le corps trois seaux d'eau froide : il en résulta un grand rafraîchissement ; la fièvre d'invasion fut totalement abattue. Le délire, qui déjà commençait, cessa ; le pouls se ralentit, la chaleur devint moins forte, et il survint un sommeil tranquille. L'affusion froide fut répétée trois ou quatre fois dans l'espace de vingt-quatre heures ; et, selon le désir du malade lui-même, je laissai des instructions pour l'administrer toutes les fois que les symptômes fébriles reparaîtraient et la lui feraient demander. L'éruption, quoique plus abondante qu'elle ne l'est ordinairement dans l'inoculation, fut bénigne ; il n'y eut que très-peu de fièvre secondaire, et le malade se rétablit promptement. »

Le professeur Alquié, dans une lettre adressée au docteur La Corbière, rapporte un cas d'endocardite extrêmement curieux. « Alors que huit saignées, des ventouses, deux larges vésicatoires, des sangsues, n'avaient rien produit pour arrêter la maladie, ce médecin eut recours à l'application de la glace sur la région du cœur pendant trois jours ; et la glace qui était employée en désespoir de cause en triompha. »

Un médecin de Naples, le docteur Cubiciotto, a rapporté récemment le fait suivant : « Un homme, âgé de quarante-huit ans, de bonne constitution, tempérament phlegmatique, a été saisi, le 7 août, d'une vive cardialgie et de paralysie générale. On le traite en conséquence ; il paraît aller mieux jusqu'au 21 du même mois, lorsque la scène change tout à coup : il devient furieux, au point que trois hommes robustes peuvent à peine le tenir ; il sort de son lit, crie continuellement, brise les liens de sa camisole de force, mord tous ceux qui l'approchent, tient la langue dehors. Les yeux sont brillants et fixes, le visage exprime la colère : on pratique trois saignées générales, on applique des sangsues à la base du crâne, et on plonge plusieurs fois le malade dans un bain de surprise. Peu d'amélioration : le malade urine une fois par vingt-quatre heures. La famille s'était déjà décidée à le faire entrer dans une maison d'aliénés, lorsque son médecin s'est avisé de lui faire administrer des douches. On prépare donc un appareil approprié, et lorsque le malade est plongé dans un bain, on fait tomber sur la tête un filet d'eau glacée, de la hauteur de quatre pieds, pendant deux heures chaque fois. Après dix jours de ce traitement, une amélioration très-remarquable avait déjà eu lieu. L'intelligence est revenue à l'état normal, et la convalescence s'est bientôt déclarée. Deux abcès se sont ensuite formés à l'avant-bras et à la main. Enfin le malade a fini par se rétablir complètement. »

Currie et Samoïlowitz ont traité des cas de peste par le froid. Voici une observation du dernier : « Un écrivain du collége de révision, âgé de dix-sept ans, entre à l'hôpital, ayant la peste. Il avait, à toute la surface du corps, un grand nombre de pétéchies qui commençaient déjà à devenir confluentes ; un charbon très-large à la nuque, un autre plus petit à l'hypocondre gauche. Son pouls était très-faible, inégal, fréquent, quelquefois insensible au tact ; le visage était très-pâle ; il y avait diarrhée, tremblement de la tête aux pieds, somnolence presque continuelle. Le malade ne répondait à aucune des demandes qui lui étaient faites ; il n'avait ni vomissements, ni nausées ; il était comme un agonisant : il fut facile d'en conclure que la maladie existait depuis plusieurs jours.

« Il fut déshabillé, et lavé avec de l'eau froide ; les charbons ayant été pansés, on lui fit une friction avec de la glace, sans excepter aucune partie du corps. La friction fut continuée jusqu'à ce que le corps fût devenu tout rouge, et que le malade commençât à trembler par l'effet du froid. Les pétéchies étant très-noires et très-disséminées, le malade fut enveloppé dans un drap imbibé de vinaigre ; après quoi il fut remis dans son lit, et prit un émétique qui opéra très-bien. A trois heures de l'après-midi, on lui fit une seconde friction glaciale, après laquelle on l'enveloppa encore dans un drap trempé de vinaigre ; le soir, répétition de ces moyens. Le deuxième jour, les pétéchies n'étaient pas plus considérables ; leur couleur noire paraissait changée, et même un peu rouge. La friction glaciale et le drap imbibé de vinaigre furent employés quatre fois. Le troisième jour, les pétéchies étaient devenues plus rouges encore. Le malade commença à parler un peu intelligiblement : il n'était plus si faible ; son pouls avait plus de force, son visage plus de couleur. Les mêmes moyens furent administrés quatre fois. Le quatrième jour, diminution rassurante de tous les symptômes. Les pétéchies ne paraissent plus être que des taches de scarlatine ; les forces reprennent ; les charbons commencent à se séparer de la chair vive. On n'administre que deux légères frictions. Le sixième jour, le malade se lève et se promène dans la salle ; il avait beaucoup sué pendant la nuit. Le septième, les charbons s'étaient détachés de la chair vive, et le malade fut complètement guéri. »

Desgenettes rapporte que lorsque l'armée d'Orient était devant Saint-Jean-d'Acre, plusieurs de nos pestiférés devinrent furieux. Dans leur délire, ils s'échappaient et couraient les champs, entraient dans la mer jusqu'à mi-corps, et après des mouvements et des exercices violents, la plupart revenaient au lieu de leur départ et guérissaient.

Les cas de maladies aiguës que l'on peut observer dans les établissements hydropathiques sont très-rares, et Priesnitz lui-même n'a eu que très-peu d'occasions de faire l'application de sa méthode dans des cas de cette sorte. Il faut ici reconnaître que la plupart des observations qu'on a présentées de maladies aiguës traitées par la méthode hydropathique, pèchent par un défaut de précision dans le diagnostic. Celle qui va suivre a été observée à Boppart (Prusse-Rhénane), dans la clientèle du Dr Schmidt, médecin dirigeant l'établissement de Marienberg.

« Une petite fille de 7 ans, assez développée, de bonne constitution, tombe malade le 14 juillet. Son père, garçon de bain, lui fait prendre une légère dose de sulfate de soude, qui reste sans effet. La maladie empirant, le docteur Schmidt est appelé le 19, cinq jours après l'invasion.

Nous étions quatre médecins : le docteur Schmidt, le docteur Toulterlound, médecin danois, un jeune médecin allemand et moi. Nous trouvons l'enfant couchée, ayant la peau chaude, sèche ; 130 pulsations à la minute ; râle crépitant, fin à la face postérieure des deux poumons, les mouvements de la poitrine sont accélérés, les veines du cou gonflées, le visage est pâle à l'exception d'une plaque rouge située sur une des joues ; la figure de l'enfant exprime l'anxiété. Il était onze heures du matin ; on prescrit l'emmaillottement dans les draps mouillés, des compresses froides sur le front, de l'eau froide à volonté pour boisson. A une heure, la peau est toujours sèche, chaude, le pouls offre des intermittences ; il est impossible de le compter ; la figure commence à rougir.

Prescriptions. Renouveler les draps mouillés, des compresses sur la tête et la poitrine. Ces dernières seront renouvelées de quart en quart d'heure. 2 *h.* Face excessivement rouge, n'ayant de blanc que le tour de la bouche ; on dirait une scarlatine. L'enfant conserve sa chaleur ; on la met dans une baignoire ; elle est arrosée, frottée, puis de nouveau enveloppée dans un drap mouillé, par-dessus lequel on place une couverture de laine. 4 *heures.* La figure est toujours rouge, couverte de sueur ; la peau est brûlante. Malgré ses cris, elle est de nouveau arrosée avec de l'eau à la température ordinaire ; elle est replacée dans son lit, et on se contente de lui appliquer quelques compresses froides autour du cou. Point de changement du côté de la poitrine. 7 *heures.* La rougeur de la face n'existe plus, la chaleur est tombée, la peau est moite ; le pouls offre 108 pulsations ; le râle crépitant a tout à fait disparu à gauche ; il en reste quelque peu à droite : de l'eau pour boisson ; elle sera emmaillottée par son père le lendemain matin.

« 20 *juill.* Enveloppée le matin dans la couverture, elle y est restée environ deux heures ; elle a sué, puis a été lavée avec de l'eau dégourdie. A dix heures, nous la trouvons mangeant des cerises sur son lit et jouant avec son petit frère. Le pouls est à 112. Râle crépitant au niveau de la fosse sous-scapulaire droite.

« 21 *juill.* L'enfant a beaucoup toussé la nuit ; elle a sué, et a été lavée ensuite avec de l'eau ordinaire. Il est huit heures du matin. A quatre heures du soir, la petite fille est tout à fait bien. Pouls à 96. Respiration normale dans toute la poitrine. J'ai revu l'enfant huit jours après. Sa santé était parfaite. »

Ainsi voilà une observation dans laquelle le traitement a duré trois jours. Si nous résumons les diverses opérations qui ont été faites, nous verrons que l'enfant a été emmaillottée quatre fois, lavée quatre fois en sueur à l'eau dégourdie, a pris pour toute boisson de l'eau ; et enfin que des compresses froides lui ont été appliquées sur la tête et sur la poitrine. Si on a lu attentivement cette observation, on pourra voir que l'enfant dont le traitement avait commencé à onze heures du matin, a été mise hors de tout danger pour les sept heures du soir, c'est-à-dire, huit heures après. Comparez cette médication à celle qui aurait été pratiquée suivant la Médecine ordinaire.

Il est, je l'avoue, fort difficile qu'un médecin puisse voir son malade assez souvent pour que le traitement n'en souffre pas ; aussi, malgré son efficacité, sera-t-il toujours difficile de l'employer, pour ne pas dire impossible, dans la pratique ordinaire, avec une clientèle même très-peu étendue.

Le docteur Campagnano, médecin italien, qui, s'affranchissant de tout préjugé, a eu le courage d'employer avec succès le froid dans les affections thoraciques, a formulé les propositions suivantes, déduites de faits déjà nombreux : « 1° la méthode réfrigérante, interne et externe, prudemment employée, est de la plus grande utilité dans les phlegmasies thoraciques aiguës et chroniques ; 2° je ne l'ai jamais trouvée nuisible dans tous les cas où je l'ai employée ; 3° l'utilité de cette méthode est en raison directe de la chaleur fébrile et de la diminution de la partie séreuse du sang ; 4° l'usage interne des substances froides dans les affections phlogistiques n'entrave pas l'expectoration, qui, loin d'être supprimée, reste facile ; 5° la méthode réfrigérante n'empêche en rien l'emploi des remèdes à l'aide desquels on peut attaquer directement ou indirectement les phlegmasies de poitrine. Enfin, si elle ne peut vaincre toutes les inflammations aiguës ou chroniques, c'est au moins un très-bon traitement palliatif ; car elle diminue la chaleur, la sueur, calme la toux et la dyspnée, et donne ainsi au malade un soulagement qu'il demande en vain à d'autres moyens. »

Ces propositions doivent être, pour tout médecin hydrothérapeute, une confirmation des principes qu'il a pu puiser dans l'étude de la cure hydriatrique, et il est heureux pour un écrivain qui cherche à propager cette méthode de pouvoir s'appuyer sur des autorités aussi recommandables que celle que je viens de citer.

Un médecin de Montréal (Canada) a préconisé dans ces derniers temps une méthode de traitement contre le tétanos, qu'il dit avoir été suivie des plus heureux résultats : c'est la combinaison de l'opium et des affusions froides. Lorsqu'un malade est atteint d'un tétanos, il le soumet à une affusion prolongée, assez longtemps pour qu'il survienne une syncope ;

alors on enveloppe le patient dans des couvertures de laine bien sèches et bien chaudes, et on lui administre une potion composée de vin chaud et d'opium à une dose fort élevée. On recommence cette médication dès que l'on voit le spasme se reproduire, et ainsi de suite jusqu'à parfaite guérison. Sans doute que dans ce fait il n'y a pas seulement que l'eau qui agisse, mais on ne peut du moins se refuser à admettre que l'emploi de ce liquide ne concourre puissamment à la guérison de cette redoutable maladie.

Le docteur Récamier prodiguant ses soins à son collègue le docteur Bailly, de Blois, atteint d'une miélite, ouvrit dans une consultation l'avis de soumettre le rachis, déjà vainement stigmatisé de plusieurs boutons de feu, à un double courant d'eau froide ; et si ce n'eût été la faiblesse du malade, le mauvais état de sa poitrine, il le tentait. (LA CORBIÈRE.)

Il me faudrait des volumes entiers si je voulais traiter de l'emploi de l'eau froide dans les cas de brûlure, de plaies, d'ulcères, de lésions traumatiques résultant de contusions, de violences extérieures ; je ne puis à cet égard que renvoyer aux ouvrages des docteurs Josse, Fleury, Bérard, etc., publiés en France, et à ceux des médecins étrangers, Giannini, Currie, Campagnano, etc. ; car ce n'est pas seulement de nos jours que l'eau a fait des merveilles ; déjà au temps d'Ambroise Paré, quelques médecins, voire même des empiriques, s'étaient acquis une certaine réputation à l'aide de ce liquide. « En ce temps-là, disent les historiens, un meunier alsacien s'étant présenté à l'armée comme possesseur d'une *eau merveilleuse*, fut admis à traiter plusieurs blessés qu'il guérit très-promptement. Toutefois Lombard, ayant

reconnu que son *eau* n'était autre chose que de l'eau
commune, voulant déjouer ce charlatan et saisir l'occasion de proclamer une vérité nouvelle en chirurgie, demanda à traiter publiquement trente-deux
militaires dans les mêmes conditions que ceux du
meunier, et par l'eau simple, et il les guérit avec
plus de promptitude encore que lui : « En sorte que,
dit plaisamment Percy, le meunier fut renvoyé à
son moulin.... » (LA CORBIÈRE.)

Je ne puis, en quittant cette partie qui a trait aux
affections aiguës, résister à citer les faits suivants,
qui sont consignés dans un ouvrage que je ne puis
trop recommander à mes lecteurs, et qui sera, je
n'en doute pas, un jour entre les mains de tous les
médecins qui s'occuperont d'Hydropathie, je veux
parler du *Traité du Froid,* du docteur La Corbière ;
c'est le plus éloquent plaidoyer qui soit jamais sorti
d'une plume médicale en faveur d'une méthode qui,
à n'en pas douter, est destinée à un brillant avenir.
Voici ces observations ; elles ont trait à des cas de
brûlure :

« En 1815, la domestique de M. Michel, horloger
à Bourbonne-les-Bains, tomba les bras dans un grand
chaudron d'eau bouillante, et fut brûlée de l'extrémité des doigts jusqu'à l'épaule. Lorsque j'arrivai,
il y avait trois quarts d'heure que cette fille était en
proie aux douleurs les plus aiguës, que les remèdes
employés n'avaient fait qu'exaspérer ; dès qu'elle eut
les bras plongés dans un grand baquet plein d'eau
fraîche, les souffrances cessèrent à l'instant ; et, après
cinq heures d'immersion, elle fut guérie si complètement, que dès le soir elle reprit son travail habituel,
et ne s'est jamais ressentie de cet accident. »

« Un jeune homme, dont une brûlure couvrait la main entière, et qui n'eut recours à l'immersion qu'après plus de deux heures de grandes souffrances, fut guéri de même : ces deux exemples prouvent que si l'on a trop tardé à employer le remède, il ne faut pas pour cela renoncer à son application, attendu qu'il est moins fâcheux de brûler pendant huit heures que pendant huit jours… Tant qu'on souffre, on peut être certain que les parties de la peau envahies ne sont pas encore désorganisées, et que l'air a de l'action sur elles : l'eau, en faisant cesser cette action, ne guérit pas le mal fait, mais prévient son aggravation. »

« Une jeune enfant de deux ans, fille de M. Besnadière, juge de paix de Bellême, a été complètement guérie par l'application de compresses mouillées d'eau froide, renouvelées constamment par injection d'eau continue. La brûlure était tellement vive, que la cornée de l'œil atteint avait totalement blanchi : cinq heures de traitement ont suffi pour la guérison parfaite. — Dans le courant de l'été de 1830, j'arrivai un jour chez une dame du Vieux-Bellême, dont la domestique venait d'avoir l'œil gauche brûlé par un éclat de coque d'œuf enflammée, qui frappa précisément sur la pupille, altéra la cornée et lui fit perdre sa transparence, au point qu'on crut que c'était un morceau de la coque d'œuf qui était resté sur cette membrane et en couvrait le centre. Avec un petit tampon de linge mouillé, on essaya d'enlever ce prétendu corps étranger ; mais on reconnut que ce qu'on prenait pour lui n'était que l'empreinte qu'il avait faite. Je fis plonger à cette fille l'œil ouvert dans un gobelet plein d'eau fraîche, en lui recommandant de remuer de temps en temps la paupière. Après cinq heures d'immersion, la guérison fut complète, et l'œil ne portait pas la moindre trace de brûlure. Je me suis servi d'un verre et non d'une baignoire, parce que de quart d'heure en quart d'heure on substituait un autre verre au premier, dont on renouvelait l'eau, opération qu'il eût fallu répéter de minute en minute avec une baignoire, afin que l'eau ne s'échauffât pas, ce qui aurait retardé la guérison. »

« Le docteur Jousset, qui avait été témoin de cette cure, eut, quelques semaines après, l'occasion d'en opérer une pareille sur la petite de M. Herbelot, ingénieur du cadastre, qui s'était brûlé l'œil droit avec un fer à repasser. La cornée, qui était blanche comme une feuille de papier, avait perdue toute sa transparence, et la cécité de cet œil était complète. Comme on ne pouvait astreindre un enfant de deux ans, qui avait toujours l'œil fermé, à le tenir dans l'eau, le docteur Jousset ne put appliquer le remède que par compresses, et désespérait de la guérison. On passa toute la nuit près de cette petite ; on renouvela très-souvent les compresses, qu'on arrosait presque sans discontinuité, ce qui ne l'empêcha pas de dormir, et ce ne fut que le lendemain matin, quand elle se réveilla, qu'on vit qu'elle était si bien guérie, qu'il était impossible de distinguer l'œil brûlé de celui qui ne l'avait pas été. »

« Quelques jours après cet accident, la cuisinière de madame Colin en éprouva un beaucoup plus grave. Comme elle voulait retirer de dessus un fourneau un plat de raie au beurre noir, qui bouillait trop fort, le plat éclata, et le beurre bouillant lui inonda les deux yeux, qui furent brûlés au point que non-seulement il y aurait eu cécité, mais ulcération, fusion et destruction entière de l'organe et des paupières...

Comme on se servit de verres à liqueur au lieu de verres de table, la guérison exigea sept heures d'immersion, mais n'en fut pas moins complète. Les yeux étaient aussi sains qu'avant l'accident, dont cette fille ne s'est jamais ressentie depuis. »

CHAPITRE IV.

ACTION DU TRAITEMENT HYDROPATHIQUE

DANS LES AFFECTIONS CHRONIQUES.

—

Dans le chapitre précédent, nous avons cherché à faire voir le mode d'action de l'eau froide sur les deux systèmes vasculaire et nerveux, qui sont surtout compromis dans la plupart des affections aiguës. Nous avons aussi effleuré la question des maladies chroniques qui va surtout nous occuper, et nous ne croyons pas devoir revenir sur les considérations que nous avons présentées à cet égard. En suivant toujours l'ordre de division que nous nous sommes tracé, nous examinerons les cachexies et les névroses. Il n'est pas besoin, pour traiter cette question, de subdiviser à l'infini ces deux grandes classes de maladies. Il nous suffit même de les avoir indiquées, pour que le lecteur, aidé des considérations thérapeutiques qui vont suivre, puisse lui-même conclure à l'application de la méthode hydropathique dans les divers cas qui peuvent la réclamer. S'il fallait, en effet, énumérer et passer en revue tout le cortége des affections chroniques, on 's'exposerait à répéter à satiété des préceptes qui doivent autant que possible être présentés d'une manière générale, laissant à chacun le soin d'en saisir les indications. Agir autrement ce serait vouloir mettre à la portée du vulgaire une thérapeutique qui exige la connaissance préalable des lois qui régissent notre organisation.

Quand un malade se livre aux soins d'un médecin hydrothérapeute, le premier soin de celui-ci est d'apprécier le degré de résistance et de force du sujet qu'il est appelé à traiter. Si chez cet homme l'économie n'a pas encore trop souffert, qu'il puisse entreprendre la cure sans danger, il entre immédiatement en traitement. Dans le cas contraire, c'est à le préparer, à le façonner, pour ainsi dire, que l'on doit s'attacher; c'est alors que le médecin a besoin de tact, d'expérience, d'une forte volonté, pour réprimer cette tendance des malades, qui de prime abord les porte à vouloir faire usage de la douche, de la sudation, du grand bain, dans l'espoir que leur guérison sera plus rapide et plus prompte. Que d'affections en effet sont soulagées et même guéries par l'usage de l'eau fraîche, du grand air, de l'exercice, d'un régime légèrement réparateur !

Dans la classe des maladies rangées sous le terme générique de névroses, et dont la signification indique que c'est surtout l'élément nerveux qui dans ces affections offre une prédominance morbide, un grand nombre n'obtiennent aucun effet salutaire de la cure hydropathique. Quand la lésion ne se traduit que par des phénomènes dynamiques, des actes purement nerveux, sans signes ou états matériels, il faut l'avouer, cette cure a peu de prise sur des altérations de cette nature. Mais si ces phénomènes morbides ne sont point essentiels, si ce désordre, cette perturbation, reconnaissent une anomalie de fonctions, un défaut de synergie des organes, un vice de nutrition, d'assimilation, l'Hydropathie, intervenant alors avec ses procédés complexes, sa diététique peut indirectement faire disparaître ce cortége de symptômes qui n'étaient nullement la cause, mais l'effet de quelque désordre profond, se dérobant à toute recherche. Dans tous ces cas, alors même que le résultat devrait être nul, la cure hydropathique doit toujours être tentée ; car n'agissant pas directement sur le principe nerveux, sur l'acte dynamique, cause de tout le désordre, elle modifie toujours favorablement les organes intermédiaires.

Aussi, pour bien faire comprendre toutes les ressources que peut fournir le traitement hydrothérapique par son action générale sur toute l'économie, n'aurons-nous besoin que de citer ces lignes, qui sont à méditer par tous les médecins : « N'est-ce pas quelque chose de bien digne de la méditation des physiologistes et de l'attention des praticiens, que cet antagonisme perpétuel entre le sang et les nerfs, entre la prédominance de la force d'assimilation et la prédominance des phénomènes nerveux ; antagonisme duquel il résulte que plus le système sanguin, la force plastique, a de développement et d'activité, plus le système nerveux et les actes qui en émanent sont fixes, silencieux, réguliers, coordonnés ; que, réciproquement, plus le système nutritif et les phénomènes végétatifs sont pauvres et languissants, plus la quantité du sang est diminuée, plus ce liquide est dépouillé de ses parties organisables, plus aussi

les phénomènes nerveux sont mobiles, exaltés, irré-
guliers et désordonnés. (Trouss. et Pid.)

Si nous passons à des lésions plus spéciales, à ces
maladies du système nerveux dont on peut toujours
trouver la cause, et remonter au siége, comme sont
les paralysies de toutes sortes, les névralgies, etc.,
l'Hydrothérapie a peut-être plus de prise sur ces dernières lésions par la nature même de son traitement;
toutefois l'altération soit des cordons ou des centres
nerveux est toujours chose grave, et si la plupart
des médications ont si peu d'influence sur leur guérison, le traitement hydropathique continué longtemps, pourra peut-être apporter une certaine amélioration, ce qui n'est jamais à dédaigner; mais il
faut le déclarer, tout ce qu'il m'a été donné de
voir m'a laissé l'idée d'une lente amélioration en
pareille circonstance.

Les cas dans lesquels l'Hydropathie trouve réellement son emploi sont les maladies chroniques dites
cum materiâ, puisque celles que nous venons de passer en revue pourraient être désignées *sine materiâ*.
Je sais que cette expression peut être critiquée; mais
cependant s'il est difficile au pathologiste de montrer
que dans certaines affections l'organisme ne peut revenir à son état normal qu'à la condition d'expulser
certains produits étrangers à l'économie, ou qui sont
le résultat d'un travail particulier qui s'exécute au
sein de nos organes, le fait pratique vient cependant
prouver la vérité de cette opinion, dont il lui est bien
souvent impossible de donner la preuve.

Je viens d'éliminer, comme ne devant pas être avantageusement modifiées par la cure hydropathique, les
névroses, et toutes ces affections désignées du terme

générique de maladies nerveuses. J'ai fait à cet égard des restrictions, et j'ai eu soin de les appuyer sur des considérations physiologiques et pathologiques que le médecin devra méditer, sous peine de tomber dans un système exclusif et absolu, qui est aussi contraire au raisonnement qu'aux faits.

Nous pénétrons maintenant dans ce vaste domaine de la Pathologie, où se rencontrent de ces maladies lentes, chroniques, avec irritations fixes ou passagères; de ces altérations de toute nature des liquides et des solides ; de ces affections obscures dans leur marche, à type intermittent ou rémittent ; de ces états de cachectiques, qui ne sont que des altérations *totius substantiæ*. C'est alors que la méthode hydropathique, associant les règles hygiéniques à ces procédés nombreux qui lui permettent d'obtenir des effets dérivatifs, toniques, reconstituants, vient en quelque sorte, qu'on me permette cette expression, refondre tout l'organisme, rendre les phénomènes d'assimilation plus actifs, plus complets, rétablir les organes sécréteurs dans leur intégrité primitive, faire enfin que le corps subisse un travail de dépuration qui élimine de l'organisme ces principes que les états scrofuleux, goutteux, siphilitiques, etc., ont fixés dans la trame de nos tissus, en donnant lieu par cette combinaison moléculaire à des diathèses spéciales, que toutes les méthodes thérapeutiques en vigueur n'attaquent le plus souvent qu'avec des chances douteuses. Si nous voulons comparer le mode d'action dans les maladies aiguës et les maladies chroniques, nous verrons que dans les premières l'Hydriatrie agit surtout sur le système vasculaire, dont elle modère l'intensité ; sur le système nerveux, dont elle fait cesser le désordre ou ranime l'action ; sur les principes infectieux qui tendent, comme dans la variole, à se porter à la périphérie, et dont elle favorise et régularise à la fois la tendance et l'éruption ; à dériver enfin sur l'organe cutané, dans ces inflammations violentes des parenchymes profonds, en agissant alors comme médication substitutive et sédative à la fois. Dans les maladies chroniques, le rôle de l'Hydriatrie prend plus d'extension ; elle a pour auxiliaires le régime et l'exercice ; elle s'attache à ranimer les fonctions digestives qui sont appelées à fournir à l'organisme des matériaux de bonne nature ; elle agit énergiquement sur l'organe cutané, vaste émonctoire de toute l'économie, sur lequel elle appelle une dérivation puissante, en même temps que, l'action de la peau une fois rétablie, les fonctions respiratoires éprouvent par le fait même du consensus qui les unit des modifications salutaires, et que les sécrétions intestinales, biliaires, pancréatiques, urinaires, rentrent dans leurs conditions normales.

Mais on se tromperait étrangement, si, parce que l'Hydropathie vient à guérir la siphilis, les dartres, le scrofule, on croyait à un mode d'action de sa part identique à celui du mercure, du soufre, de l'or, de l'iode, etc. ; ces médicaments jouissent de propriétés altérantes, c'est-à-dire qu'ils dénaturent le sang et les humeurs diverses ; qu'ils les rendent moins propres à la nutrition interstitielle, et font que peut-être la génération de produits accidentels, épigénétiques, devient impossible. Il y a donc dans le mode intime d'agir de l'Hydropathie, et des agents de la matière médicale les plus employés, une différence radicale, qui cependant, quand on vient à l'analyser, n'empêche pas que la cure hydropathique ne supplée avantageusement à toutes ces nombreuses préparations. L'organisme, en effet, dans ce traitement, est attaqué sur tous les points, et les efforts du médecin hydrothérapeute ne font que seconder et activer les efforts de cette force vitale qui ne peut maintenir son unité qu'à la condition d'un équilibre entre toutes les parties qui composent l'organisme vivant ; on voit d'ici tout l'avantage de cette méthode sur toutes celles qui ont été préconisées dans les mêmes cas. Choisissez la maladie goutteuse, et en vous reportant à sa cause, à son développement, à ses conséquences, voyez si, attaquée par tous les moyens que l'Hydropathie conseille, elle ne doit pas céder, sinon plus vite, du moins plus sûrement qu'elle ne le ferait avec tous les spécifiques vantés chaque jour, avec l'emploi de toutes les eaux minérales de tous les pays. Méthode thérapeutique a-t-elle jamais donné plus que l'Hydriatrie dans la siphilis, des résultats plus beaux, plus satisfaisants? Je ne dirai point, avec le docteur Heidenhain (*Expos. de l'Hydr.*) : « Que la siphilis ne devient une maladie générale que par l'effet d'un mauvais traitement ; que les préparations mercurielles neutralisent en quelque sorte le principe contagieux de la siphilis, et forment pour ainsi dire avec lui un nouvel amalgame, bien plus dangereux et plus difficile à guérir que la maladie primaire. » Il y a dans ces phrases autant d'erreurs que de mots ; je dirai même plus, c'est que de pareilles assertions n'ont qu'un défaut : c'est d'être absurdes. Conçoit-on le mercure neutralisant la siphilis et formant avec elle un amalgame, probablement comme deux métaux pourraient le faire. Je n'hésite pas à le dire, le traitement de la siphilis par l'Hydrothérapie est, à l'époque actuelle, le traitement qui puisse purger l'économie de ce poison, qui trop souvent s'étend sur toute une génération, en prenant des formes diverses, dans lesquelles le médecin sait toujours découvrir sa trace. Et comment l'Hydriatrie agit-elle dans ce cas? En agissant profondément sur la nutrition, en mettant l'économie en mesure, la forçant

même d'expulser ce principe virulent, qui, s'éloi-
gnant de sa forme primitive pour revêtir des formes
secondaires, modifie profondément l'organisme et finit
par produire un de ces états connus sous le nom de
diathèses. J'avoue toutefois qu'à certains degrés il ne
m'est pas encore bien démontré que les préparations
mercurielles ne puissent et ne doivent même être
employées concurremment avec les méthodes hydriatriques. Le docteur Schnitzlein, médecin bavarois,
pense, avec raison peut-être, que si la cure de Graefenberg donne de si beaux résultats dans les affections
siphilitiques, c'est parce que les malades ont fait usage
précédemment de préparations mercurielles : c'est
du reste un point à éclaircir, et qui doit réclamer
toute l'attention des hydrothérapeutes.

Je viens dans les quelques lignes qui précèdent de
toucher à la question de l'association des médicaments
dont fait usage l'Allopathie avec le traitement hydropathique : elle est possible ; je dirai même plus, elle
est nécessaire. Qui peut empêcher, par exemple, dans
la chlorose, d'employer concurremment avec l'Hydriatrie les préparations ferrugineuses : c'est même
ce qu'a déjà fait avec succès, à Alexanderbad en Bavière, le docteur Fikenscher. Sur ce point, si je voulais entrer dans des explications, j'aurais à m'étendre
trop longuement, et je n'ai pas, du reste, par devers
moi assez de faits pour asseoir un jugement bien
motivé.

Les courtes réflexions que je viens de présenter sur
le mode d'action de l'Hydriatrie dans les maladies
chroniques, seront, je l'espère, suffisantes pour donner une idée de la méthode ; il me reste maintenant
à m'étendre sur les effets curatifs que l'on peut attendre de chacun des procédés hydrothérapiques en particulier.

CHAPITRE V.

DU MODE D'ACTION PARTICULIER A CHAQUE PROCÉDÉ.

—

§. Iᵉʳ. *DE LA SUEUR.*

Les fonctions de la peau ont attiré de tout temps l'attention des médecins ; il a été même une époque où toutes les méthodes thérapeutiques découlaient d'hypothèses plus ou moins plausibles, édifiées sur des idées fort incomplètes que l'on se faisait de ce phénomène. La chimie, la physique, la mécanique, la théorie des ferments, les crises, étaient tour à tour invoquées pour étayer et renverser des systèmes contradictoires. Mais de toutes ces théories enfantées par ce besoin d'expliquer le mystère de l'organisation, il n'est guère resté que des faits et des observations curieuses, qui prouvent que la sueur joue un rôle important dans la production des maladies. La peau

est constamment le siége d'une exhalation difficilement appréciable, et que pour cette raison on a dési-
gnée sous le nom de transpiration insensible : quand
il n'y a plus seulement simple exhalation, mais excrétion d'un liquide qui se montre en gouttes à sa surface, on a ce que l'on appelle la sueur. La thérapeutique fondée sur des données physiologiques tient
compte, dans une foule de cas aigus et chroniques, des
modifications apportées à l'excrétion de la sueur, soit
pour la qualité, soit pour la quantité. Il est même
une classe de médicaments qui, d'après leurs propriétés, ont reçu le nom de sudorifiques. Enfin, nous
ajouterons que la plupart des eaux minérales n'agissent que par les principes qu'elles contiennent, et
qui presque tous ont une action très-marquée sur les
fonctions de la peau. Vouloir passer en revue tous
les travaux physiologiques et anatomiques qui ont
été entrepris sur l'organe cutané ; tenir compte des
nombreuses analyses faites sur les liquides sécrétés
à sa surface ; cela nous entraînerait à des développe-
ments trop étendus. Nous allons donc prendre dans
cette étude les points les plus importants, et les plus
essentiels au sujet que nous traitons.

Le phénomène qui frappe le plus l'imagination du
vulgaire, et l'esprit du médecin dans le traitement
hydropathique, c'est l'usage du bain froid après la
sueur. On s'explique difficilement l'innocuité de cette
pratique quand on songe aux accidents qui résultent
d'un refroidissement après un exercice violent. Les
bains russes cependant peuvent nous aider à nous
rendre compte de ce qui se passe dans cette circonstance. Tout le monde connaît aujourd'hui l'emploi
de ces bains : on sait qu'en Russie les hommes de
toutes les classes se livrent à cette coutume, et de la
manière suivante : « Au sortir d'étuves bouillantes,

où une épaisse vapeur se dégage par l'effusion de l'eau sur des fourneaux ou des cailloux rougis, et après s'être fait frotter avec des verges de bouleau assouplies dans l'eau, ils vont, suivant leur condition et leur fortune, recevoir des douches froides, ou bien se rouler dans la neige, se plonger dans un étang; et s'administrent ensuite, le seigneur russe, sa rôtie au vin et à la bière, et l'esclave ou le paysan, un verre d'eau-de-vie de grain. » (Trouss. et Pid.) Sanchez et Acerby ont vu en Finlande des individus passer subitement du 60° R. au 0° R. de la glace fondante. Pour avoir la théorie de ce fait, il faut admettre que le corps, possédant une forte proportion de calorique, dont tous les tissus sont pénétrés, peut impunément braver un degré très-bas de température. Le traitement hydropathique, par son procédé de l'emmaillottement, nous met dans les mêmes conditions qu'un bain russe, ou tout autre bain de vapeur, et il a sur ceux-ci l'avantage de ne pas faire intervenir une chaleur artificielle, qui a toujours pour résultat de fatiguer beaucoup plus les organes. Mais supposons un individu en sueur par suite d'un exercice violent, et la transpiration arrêtée tout à coup par l'immersion dans un bain froid, c'est là, comme on sait, la cause la plus commune et la plus fréquente des inflammations de poitrine. Les travaux de Lavoisier et de Séguin ont démontré que dans l'exercice des forces musculaires les phénomènes de l'acte respiratoire acquièrent un développement qui est en raison directe de cette activité. Il y a donc par conséquent une absorption ou combinaison plus grande de l'oxygène avec les principes du sang; ces élaborations chimiques ne peuvent nécessairement se faire sans développement d'électricité, puisque c'est une loi dans la nature que là où il y a changement, mouvement moléculaire, il y a inévitablement dégagement électrique ; on conçoit dès-lors que ce fluide, dont la présence au sein de nos organes est prouvée *à posteriori,* doive jouer un rôle dans le phénomène que nous cherchons à expliquer. Aussi le professeur Adelon, parlant des effets d'une sueur rentrée, dit que ces accidents tiennent.à ce que l'excitation qui se passait à la peau pour la production de la sueur, est tout à coup appelée sur un autre organe, et y détermine une congestion morbide ; qu'il y a métastase, non de la sueur, mais du mouvement vital, si on peut parler ainsi (PROPOSIT. XI). Cette métastase n'existe pas ; ce mouvement vital, est purement physique, et ne peut être expliqué que par les lois de la Physique : la sueur arrêtée, les phénomènes électriques de la peau éprouvent une modification, et comme la suspension d'action ne porte pas en même temps sur l'organe pulmonaire, celui-ci, qui est dans un état d'antagonisme électrique avec la peau, supporte tout le contre-coup de cet arrêt subit de la transpiration. Cette corrélation de la peau et de la muqueuse pulmonaire est tellement vraie, que si, dans l'état ordinaire, vous recevez sur tout le corps une affusion froide, à l'instant même, et comme le ferait une décharge électrique, vous êtes pris de suffocation. Sans doute qu'il y a dans cette explication quelque chose de vague, qui peut répugner à certains esprits, habitués à ne voir dans les phénomènes vivants que les résultats de mouvements vitaux, produits, dirigés, maintenus par une force spéciale ; bien évidemment tout n'est pas physique ni chimique dans le corps de l'homme : les phénomènes de l'intelligence, la succession des diverses périodes de la vie humaine, atteste la présence d'une force virtuelle propre aux corps vivants, et à l'homme en particulier; mais tous les actes de la vie végétative, ces mouvements moléculaires de composition et de décomposition, cette chimie vivante, en un mot, tombe sous l'empire des lois physiques et chimiques, et si jusqu'à ce jour la science est si peu avancée sous ce rapport, il faut s'en prendre aux difficultés immenses du sujet. Aussi, dirons-nous avec le docteur Donné : « L'avenir de la Physiologie est lié à l'étude de la chimie organique et à l'analyse élémentaire des produits morbides. » (*Recherches sur les sécrét.*).

Le docteur Turck, dans son *Traité de la Goutte*, a poussé plus loin qu'on ne l'avait fait avant lui l'étude des fonctions de la peau. Suivant ce médecin, l'enveloppe cutanée sécrète un liquide acide, et du fait même de cette sécrétion résulte, suivant cet auteur, un dégagement d'électricité négative ; le raisonnement et l'expérience lui ont donné la preuve de ce fait. D'un autre côté, mettant à profit les travaux des chimistes, faisant voir la nature alcaline des diverses sécrétions qui sont récrémentitielles, et qui donnent lieu par la même raison à la formation d'électricité positive, il a cherché à déduire de toutes ces observations des explications rationnelles des maladies, et des méthodes curatives en rapport avec ces données chimiques. C'est dans l'ouvrage que je viens de citer que le lecteur prendra une juste idée de la doctrine médicale du docteur Turck ; doctrine qui pourra lui donner la clef d'une foule de modifications organiques opérées par le traitement de Graefenberg, qui sans cette connaissance sera difficilement saisie par un médecin ; et je pourrais sur ce point en fournir la preuve. Supposons un malade qui ait fait usage de soufre à l'intérieur : toute la surface de la peau exhale une odeur sulfureuse, qui est due à la présence de l'acide sulfureux ; puisque le soufre par lui-même est inodore, ce n'est pas cette substance qui, arrivée à la surface de la peau, se combine avec l'oxygène de l'air, mais elle s'échappe des pores cutanés à l'état d'acide sulfureux. Il faut donc admettre que la peau a la puissance de former des acides, et la production des acides sulfureux, carbonique, phosphorique, s'expliquera par les mêmes lois. Quand, dans le traitement hydropathique, au sortir de la couverture de laine, le corps étant en transpiration, on recueille à l'aide d'une éponge la sueur qui ruisselle du corps du malade, et qu'ensuite on vient à exprimer cette éponge dans l'eau, elle la trouble, la rend laiteuse. Déjà M. Thénard avait examiné l'humeur de la transpiration, et avait trouvé qu'elle contenait de l'eau, de l'acide acétique, du chlorure de sodium, un peu de phosphate de soude, des traces de phosphate de chaux, quelque peu de phosphate de fer, et une matière animale qu'il suppose être de la gélatine. On voit tout de suite par ce simple aperçu toute l'importance du rôle que joue la sueur dans l'économie. Berzélius, qui de son côté a porté son attention sur l'étude des liquides animaux, avait cru devoir poser en principe que les produits sécrémentielles étaient de deux sortes : les uns, comme les larmes, la salive, la bile, le suc pancréatique, le sperme, étaient alcalins et récrémentiels, c'est-à-dire, devant concourir à l'élaboration des différents actes de la vie végétative, et rentrer dans l'économie; tandis que les autres, comme la transpiration cutanée, le lait, l'urine, étaient excrémentiels, et par conséquent impropres aux fonctions de la vie.

Il est un fait bien certain, c'est que la sueur rend le sang plus fluide. Quelle explication peut-on donner de ce fait? Toutes les analyses de ce liquide s'accordent à le regarder comme alcalin. Supposons qu'on détermine chez un individu de fortes transpirations ; évidemment toutes les sécrétions (**prop. vi**) proviennent du sang, et celles de la peau étant acides, il devra en résulter moins d'acide dans le sang. Il y a des carbonates, des phosphates, etc. : l'acide carbonique se dégageant, la soude prédominera : or quel est l'effet des préparations alcalines sur le sang ? de le liquéfier ; et celle des acides ? de le coaguler : tirez maintenant des conséquences. Aussi dans les pays chauds que voyons nous ? Des maladies qui accusent un état putride du sang, c'est-à-dire un état de liquéfaction, une tendance aux hémorrhagies, aux vomissements noirs. Dans les pays du Nord, au contraire, une disposition aux maladies inflammatoires ; le sang des saignées se prend facilement en caillot ; parfois même sa tendance à la coagulation est telle, qu'il ne peut s'échapper de la veine. Sans doute à de pareilles idées on pourra faire des objections, les ranger dans la classe des hypothèses, mais à notre tour nous dirons que de telles considérations ne sont pas sans utilité dans les sciences, et que certainement elles mèneront plutôt à des découvertes utiles que des raisonnements subtils sur l'intervention de forces vitales imaginées pour l'explication des phénomènes vivants.

Le médecin hydrothérapeute, en prescrivant la sueur à son malade, devra donc se laisser guider par les considérations suivantes : rétablir les fonctions de la peau que différentes causes auront altérées. Dans les maladies aiguës, une fièvre violente rend la peau sèche, brûlante, et suspend toute transpiration ; en apaisant les désordres circulatoires, il rétablit, par suite du calme qu'il obtient, la sécrétion cutanée ; quand au contraire la peau est frappée d'une sorte d'atonie, il s'applique à réveiller son action, en stimulant l'organe cutané, et, secondairement, le système circulatoire. Il est impossible, dans ces divers procédés, pour en faire une application à chaque cas particulier, de tracer des règles spéciales. Il faut que le médecin se pénètre bien du mode d'action que j'indique, et que, bien sûr de l'effet qu'il veut produire, il saisisse l'à propos de chaque application. C'est là véritablement le seul moyen d'exposer cette méthode, et de mettre les médecins en mesure d'en faire une étude raisonnée. Pour exciter la sueur, le moyen le plus efficace est d'envelopper le malade dans un drap mouillé, de renouveler cette application quand, le drap s'échauffant, la sueur ne coule cependant pas : comme dans les maladies fébriles, c'est surtout l'élément inflammatoire contre lequel il faut agir, l'excitation de la sueur devient moins indiquée. Dans les maladies inflammatoires bien localisées, il est un point à étudier, celui de savoir si les procédés hydropathiques ne seraient pas insuffisants ou même dangereux. Dans les cas de bronchite, de pneumonie au premier degré, l'Hydriatrie triomphe rapidement de la fluxion sanguine, et le médecin peut suivre, à l'aide des signes stéthoscopiques, les modifications que subissent les bruits respiratoires, pour revenir à leur état normal. Dans les deuxième et troisième degrés, je n'ai aucun fait par devers moi qui puisse m'autoriser à admettre l'efficacité de cette méthode en pareille circonstance ; je crois même pouvoir avancer qu'elle serait nuisible. Voici à cet égard quelques remarques qui peuvent s'appliquer à ces cas : les auteurs du *Traité de Thérapeutique* citent des observations de péripneumonies franches qui ont été enlevées en 12 et 24 heures, et ils ajoutent : « Nous ne nous rappelons pas qu'une de ces promptes résolutions se soit opérée sans le concours de sueurs évidemment critiques. En effet, c'est au début de pareilles maladies inflammatoires, dues pour la plupart à des répercussions de transpiration cutanée, que les sueurs ont un pouvoir indicateur très-considérable, qu'elles cessent d'exercer aussi efficacement plus tard, lorsque l'état local est devenu irrésoluble, et doit, pour se terminer, parcourir toutes ses phases naturelles. » (TROUSS. ET PID.)

Si les sueurs doivent être provoquées dans le but d'obtenir un effet tonique, fortifiant, on les fera courtes, de peu de durée, à l'aide des draps mouillés préférablement à la couverture sèche. Elles trouvent leurs indications dans les affections du système nerveux, dues à des causes qui ont agi indirectement sur ce système; dans les états chlorotiques, les troubles de la digestion, les convalescences avec débilité, atonie de la peau, les désordres de la menstruation, etc. Quand au contraire le médecin hydrothérapeute veut agir profondément sur la constitution, débarrasser l'économie d'humeurs peccantes, comme disaient les anciens, obtenir enfin une sorte de dépuration de tous les tissus, comme dans les cas de siphilis, de maladies hydrargyriques, goutteuses, rhumatismales, d'affections dartreuses, d'altérations organiques, d'engorgements profonds, d'embarras gastriques, intestinaux, etc. etc. ; c'est alors qu'il aura recours à des sueurs dans la couverture de laine, prolongées suivant diverses indications selon l'âge, le sexe, la gravité de la maladie, la constitution du sujet, etc.; toutes choses qu'il n'est pas donné d'apprendre dans un livre, mais qui sont laissées à la sagacité, au tact, à l'expérience du médecin hydrothérapeute.

On ne peut disconvenir que dans ce procédé d'amener de fortes transpirations, il ne se trouve des avantages que toute autre méthode est bien loin de nous offrir. Nous avons à notre disposition des bains de toutes sortes, et, de l'aveu même des auteurs de thérapeutique (PROP. IX.), l'action exagérée du calorique amène toujours consécutivement une atonie des parties qui y ont été exposées ; ce qui n'a pas lieu dans le traitement hydropathique, où le bain froid à la suite de chaque sudation vient au contraire lui rendre plus de souplesse, de tonicité, et dans lequel il n'y a pas emploi de chaleur artificielle. Dira-t-on que ce procédé d'emmaillottement est pénible à supporter? mais il faudrait ne pas en avoir fait l'épreuve pour avancer une pareille assertion. Comparez donc cette méthode à la manière dont on fait usage des eaux thermales, par exemple. Voici, d'après M. Andral, de quelle façon s'administrent les eaux sulfureuses de Louèche, dont la température est de 36° à 40° R. Le malade qui arrive au bain reçoit une robe de flanelle dont il doit se couvrir le corps avec une pèlerine de la même étoffe pour garantir les épaules du froid. On débute par une heure de bain le premier jour, le second deux heures, ainsi de suite jusqu'à ce qu'on soit arrivé à huit heures de bain par jour, dont quatre le matin et quatre le soir ; la seconde semaine du traitement se nomme la *haute baignée*, et chaque jour six à huit heures de bain sont de rigueur. Vient ensuite la semaine de *débaignée*, pendant laquelle on diminue graduellement la durée du bain. Le phénomène qu'on nomme la *poussée*, et qui consiste dans un mouvement fluxionnaire plus ou moins marquée vers la peau, se manifeste ordinairement vers la fin de la seconde semaine. Le traitement est donc de trois semaines, et on le renouvelle si le premier n'est pas décisif.

Le docteur Turck, dans sa *Théorie de la Goutte*, fait jouer un grand rôle, comme nous l'avons vu, aux fonctions de la peau ; et de cette considération que sa sécrétion est acide, il a été conduit à conseiller, pour les avoir employées du reste avec succès, les lotions alcalines. Étendant même cette idée théorique, il a cru devoir expliquer l'efficacité de certaines eaux minérales, comme Plombières, Barèges, etc., par l'alcalinité des principes qu'elles contiennent. Sans aller à l'encontre de cette opinion, qui a pour elle quelque chose d'attrayant et en même temps de très-rationnel, ne pourrait-on pas objecter que ces lotions alcalines ont toujours un effet irritant sur la peau ; et quiconque a essayé de la solution préconisée par le docteur Turck a pu se convaincre de la remarque que je fais ici. Ajoutons que dans les eaux thermales, outre l'irritation que peuvent produire les substances minérales qu'elles tiennent en dissolution, l'effet affaiblissant du calorique mérite considération. Si l'on consulte la brochure du docteur L. Turck, frère de celui que j'ai cité plus haut, sur le mode d'action des eaux de Plombières, on verra que la plupart des malades dont les observations y sont rapportées, auraient trouvé plus d'avantages dans les résultats immédiats et surtout consécutifs de la cure hydropathique. Que remarque-t-on en effet dans cet opuscule? L'auteur, s'appuyant sur les données thérapeutiques puisées dans le *Traité de la Goutte*, fait valoir l'efficacité des eaux de Plombières, qui sont thermales, et surtout alcalines : relativement à la question du calorique des eaux chaudes, nous nous y sommes déjà suffisamment arrêté : quant aux propriétés alcalines, s'il est prouvé que l'eau pure, prise en boisson, jouit pour le moins d'autant d'efficacité, si ce n'est plus, pour rétablir les fonctions digestives, que les eaux minérales, chaudes et froides; si des lotions, des bains froids, la sudation, rétablissent à moins de frais et plus complètement les fonctions de la peau, ne devra-t-on pas en conclure qu'il est préférable de re-

courir à la cure hydropathique? Quant au régime,
cette cure est des plus propres à contenter les goûts
du malade : l'exercice, la promenade y sont de rigueur, comme aux eaux minérales; enfin, les malades
n'ont point l'inconvénient de retrouver dans les établissements hydriatriques les préparations pharma-
ceutiques, les ventouses, les saignées, et tout le cortége de la Médecine allopathique. Peut-être m'accu-
sera-t-on de partialité dans le parallèle que je viens
de faire des eaux thermales et du traitement des maladies par l'eau froide; je laisse à mes lecteurs le
soin de juger si dans cette comparaison j'ai négligé
quelques données importantes; c'est à eux qu'il
appartiendra de redresser le jugement que je porte,
et de décider s'il y a dans l'opinion que j'exprime
quelque chose de fondé.

Un point qui préoccupe beaucoup les malades,
c'est la question de temps : il serait curieux de comparer à cet égard des affections traitées par les différentes méthodes. Je suis assez porté à croire que sous
ce rapport il y aurait des différences qui ne seraient
pas très-marquées; mais la lenteur même des guérisons dans les établissements hydriatriques est un sûr
garant de la guérison radicale de la maladie ; et en
médecine, n'est-il pas certains traitements très-longs,
très-ennuyeux, et surtout très-pénibles pour le malade? Voyez, par exemple, le traitement par les sudorifiques, tel que l'indiquent les auteurs du *Traité de
Thérapeutique* : « Par cela même que ces médicaments n'épurent que lentement et en détail, ils doivent, surtout dans les maladies chroniques, où la
cause est inhérente et se régénère si facilement, ils
doivent, disons-nous, agir long-temps dans le même
sens. Aussi les sudorifiques, dans les véroles constitutionnelles, les rhumatismes, seront-ils continués

16

pendant 3, 6, 10 mois, et quelquefois davantage, en ayant soin d'en interrompre l'usage pendant quelque temps pour y revenir ensuite. » Comparez maintenant un malade gorgé de tisanes de toutes sortes, souffrant de mauvaises digestions, obligé de s'astreindre à une foule de précautions ; et d'un autre côté, considérez celui qui arrive au même résultat par la cure hydropathique, et auquel vous ne demandez que de faire de l'exercice, de manger à son appétit, de prendre des bains, des douches, etc., qui sont plutôt pour lui, surtout dans la belle saison, une source de jouissances, de satisfaction, de bien-être, ce dont on ne peut se faire une idée qu'après l'avoir expérimenté soi-même.

Une question fort importante, et que je renvoie à d'ultérieures recherches, c'est la sortie par la peau des substances médicamenteuses, dont le malade a pu faire usage. On ne peut mettre en doute que dans certaines circonstances les sueurs n'aient offert des traces de mercure, de soufre, qui indiquaient bien évidemment la présence de ces préparations au sein de l'économie. Il serait très-curieux pour ces cas, d'examiner par l'analyse chimique les liquides sécrétés : mais outre que ce travail offrirait certaines difficultés, on ne serait seulement éclairé que sur un des points de la question. Car ce n'est pas seulement la sécrétion qui se fait par la peau qui offre de l'intérêt, mais encore les gaz qui sont expirés dans l'acte respiratoire, les liquides de la sécrétion urinaire, les matières fournies par des plaies, des ulcères critiques, etc. Si la Physiologie nous démontre que des corps comme le soufre, le mercure, certains principes, comme ceux qui composent l'urine, la bile, certains flux, comme celui de la menstruation, peuvent dans diverses maladies s'échapper par la peau, servant dans cette circonstance d'émonctoire ou d'organe supplémentaire ; elle nous montre que d'un autre côté, certaines substances, comme l'alcool, l'éther, l'ammoniaque, des sels mercuriels, le phosphore, sont aussi éliminés par la voie des poumons. Enfin nous pourrions noter que la térébenthine possède une action spéciale sur les reins, et que d'un autre côté la sécrétion biliaire attire à elle différents produits que le chimiste sait y retrouver : il y a là un mode d'élection spéciale. Ce sont même ces diverses modifications apportées sur tel ou tel organe par les divers principes médicamenteux, dont fait usage la thérapeutique, qui ont fait découvrir les propriétés curatives de la plupart des agents de la matière médicale : mais rappelons-nous que l'économie cherche constamment à se débarrasser de ces principes hétérogènes, et ayons toujours présentes à l'esprit ces sages observations : « Les métaux introduits chimiquement dans le sang, doivent être l'*ultima ratio* de la thérapeutique médicale, comme, appliqués physiquement au corps, ils sont l'*ultima ratio* de la chirurgie. Pour purger et faire vomir, c'est bien.... ils ne font que passer ; mais quand ils doivent rester, et ne plus agir seulement sur le système nerveux qui les repousse comme des ennemis et des étrangers, mais modifier l'organisation, il faut toujours y regarder à deux fois ; car ils dissolvent et altèrent la matière vivante, bien plus encore qu'ils ne révoltent les esprits vitaux.... Le végétal est assimilable ; le minéral ne l'est pas. » (Trouss. et Pid.)

§. II. *APPLICATION DE L'EAU FROIDE*
A L'EXTÉRIEUR.

Le médecin qui voudra faire usage de l'Eau froide à l'extérieur, devra toujours avoir présentes à l'esprit les considérations suivantes : D'abord et avant tout, avoir égard à la force du sujet. Généralement les individus jeunes, c'est-à-dire dans l'adolescence, ceux qui sont dans l'âge adulte, l'âge viril, seront les plus propres à l'emploi de la cure hydriatrique. Chez eux, la force de réaction est toujours suffisante, facile à exciter, en sorte que le médecin reste maître de la développer ou de la contenir à son gré. Les sujets très-jeunes réclament plus de précautions ; la vitalité dans l'enfance siége surtout dans les organes périphériques, la peau, éminemment vasculaire, impressionnable, est le siége de presque toutes les maladies qui sévissent chez l'enfant, en sorte que le médecin doit apporter une très-grande prudence dans l'application du traitement hydropathique ; car en négligeant de tenir compte de cette susceptibilité de l'organe cutané, on s'exposerait à voir se développer des accidents inflammatoires qui passeraient facilement à suppuration. Chez les personnes âgées, chez les vieillards, c'est l'effet inverse qu'on observe, en prenant la question du point de vue physiologique et pathologique. Chez ces personnes, en effet, la peau sèche, aride, offre généralement peu de vitalité : ce sont les organes intérieurs comme les poumons, le cœur, le cerveau, les viscères de l'abdomen, qui sont le plus fréquemment le siége de lésions morbides ; d'un autre côté, la force réactionnelle éprouve généralement une diminution qui est en raison des progrès de l'âge. Il faut donc, dans cette circonstance, apporter les mêmes précautions, les mêmes ménagements, parce que les résultats pourraient être aussi fâcheux, quoique pour des causes contraires, et avec des effets tout différents; les femmes et les individus faibles, débiles, convalescents, participeront plus ou moins aux caractères que nous venons d'assigner à ces deux classes de malades, et leur traitement sera dirigé en conséquence.

Le médecin hydrothérapeute devra aussi graduer le traitement, et cette gradation dans l'emploi des moyens curatifs, sera fondée, non-seulement sur l'âge, le sexe, la force de l'individu, le degré d'acuité ou de chronicité de sa maladie, mais aussi sur l'emploi de l'eau et sa température plus ou moins élevée, sa durée d'action sur l'économie souffrante, et enfin son efficacité plus ou moins reconnue dans telle ou telle lésion morbide. Le médecin qui se sera pénétré profondément du mode intime d'agir de l'eau froide, qui saura faire la part des avantages et des inconvénients de cette méthode, ne devra pas chercher à l'appliquer indistinctement dans tous les cas ; il devra se rappeler que la matière médicale lui fournit des médicaments plus énergiques dans certaines circonstances, que tout ce que l'Hydropathie peut lui donner, surtout quand il s'agit d'obtenir une action locale, directe et prompte. Vouloir d'un autre côté, pour le moindre malaise, la plus légère indisposition, avoir recours à des bains froids, des bains de siége, de pieds, à des sueurs copieuses, c'est non-seulement renoncer volontairement à des médications tout aussi efficaces de la médecine ordinaire, et plus douces, plus agréables pour le malade, mais c'est encore s'exposer à voir survenir des accidents qu'on s'empresse quelquefois trop de rejeter sur la maladie, et qui ne sont en définitive qu'un résultat de ces applications réfrigérantes, intempestives, et raisonnées d'un point de vue exclusif et mal fondé. Enfin il faudra tenir compte de la température extérieure, et un médecin serait mal venu à vouloir faire emploi de la cure hydropathique dans la saison rigoureuse comme dans les plus beaux jours de l'été ; durant les fortes chaleurs, très-souvent les malades se refusent à suivre les prescriptions hydrothérapiques : que sera-ce quand on aura des temps de neige et de glace ? Ce serait alors qu'on pourrait dire avec ce malade, qui goûtait peu, au début de son traitement, de tels moyens curatifs, que l'Hydropathie était faite pour les Cosaques du Don. D'un autre côté, que peut faire cette méthode dans une attaque d'apoplexie, une pneumonie avec matité et souffle tubaire, une métrite violente qui menace de passer à suppuration, etc. ? Croit-on que dans ces cas les saignées, les sangsues, les bains chauds, les fomentations émollientes, ne l'emporteront pas, et de beaucoup, sur tous les procédés hydropathiques ? La médecine, croyez-le bien, depuis des siècles, ne se sert pas inutilement et au détriment des malades, de tous ces moyens thérapeutiques ; et un médecin prudent saura toujours dans l'occasion apprécier les avantages du bain chaud, des émissions sanguines, des exutoires, etc., pour qu'il craigne de voir jamais les écrivains hydrothérapeutes d'Allemagne avoir raison contre des médications dont ils ne connaissent nullement, dans la plupart des cas, le mode d'action.

I. *Des Affusions.* Si nous négligeons de suivre l'ordre que nous nous sommes tracé dans l'énumération des divers procédés hydropathiques, c'est qu'il nous a paru convenable d'attirer d'abord l'attention sur ce mode spécial d'employer l'eau, usité depuis fort longtemps en médecine. Dans les maladies aiguës, comme les fièvres exanthématiques, dans le typhus, les affections compliquées de délire, alors que le désordre de l'intelligence tient à l'exaltation du système vasculaire, les affusions donnent des résultats sur lesquels on ne peut trop appeler l'attention. On ne saurait imaginer, si on n'en avait été témoin, le calme, le bien-être, que les malades en proie à la fièvre, retirent des affusions. Il me revient toujours à l'esprit un fait que j'observai dans le service du docteur Gendrin, médecin de l'hôpital de la Pitié, sans contredit, l'un des praticiens les plus remarquables de notre époque ; c'était celui d'une jeune fille atteinte d'une affection typhode, et arrivée à la période fébrile. Des affusions froides lui avaient été prescrites, et quoique nous fussions dans la saison la plus rigoureuse, c'était au mois de janvier, cependant loin de les redouter, elle les désirait, et c'était avec la plus grande peine qu'elle les voyait cesser. On a pu voir dans les chapitres qui ont précédé, l'observation d'une scarlatine où ce procédé a donné d'excellents résultats. Prescrire des affusions d'eau froide dans la période fébrile de la rougeole, de la scarlatine, de la variole, voilà ce qui choque et les gens du monde, et même les médecins. Le docteur Rayer, dans son ouvrage *Des Maladies de la peau*, en parlant de la méthode de Currie qui employait les affusions dans les cas de variole, s'élève contre cette méthode à laquelle il ne peut s'empêcher toutefois de reconnaître de bons effets, mais qu'il serait, suivant lui, imprudent d'employer. Aussi faut-il qu'ici la doctrine hydropathique s'élève avec force, et détruise des préjugés, qui tous les jours font encore des victimes. Giannini et Currie vantaient surtout les affusions ; leurs ouvrages et ceux des médecins qui les ont imités, sont remplis d'observations qui ne laissent aucun doute sur l'efficacité de ce moyen dans l'esprit d'un lecteur attentif. Ces médecins les employaient de préférence dans les maladies aiguës, tandis que l'Hydropathie les conseille surtout dans les maladies chroniques. Ces affusions se donnent ordinairement en versant sur le patient, placé nu dans une baignoire, de l'eau froide avec un vase quelconque ; ce moyen, tout efficace qu'il est, a cependant quelque chose d'effrayant, surtout pour ceux qui entourent le malade, et aussi pour le malade lui-même ; d'un autre côté, celui qu'on soumet aux affusions éprouve, à la première impression du liquide, un sentiment de suffocation toujours pénible, et qu'il est utile d'éviter. Aussi, tout en reconnaissant les précieux avantages de ce mode d'application de l'eau, croyons-nous devoir le rejeter dans le traitement des maladies aiguës et des maladies chroniques. Dans ce dernier cas, c'est, selon moi, le plus mauvais procédé dont on puisse faire usage pour habituer le malade à l'impression de l'eau, que celui de le placer dans une baignoire, et de lui faire sur la tête et sur tout le corps de ces affusions. Quelques médecins avaient déjà supprimé dans les maladies aiguës cette sorte de lavage à grande eau de tout le corps pour y substituer les lotions ; celles-ci se font généralement avec une éponge ou avec la main, que l'on trempe toute nue dans l'eau froide, ou après l'avoir enveloppée préalablement d'un linge. Dans les maladies aiguës, des lotions avec une éponge passée sur tout le corps, sont avantageuses : elles seront continuées jusqu'à ce que la chaleur dont se plaint le malade ait disparu et qu'il accuse un bien-être résultant de la soustraction du calorique, sauf à y revenir quand l'état de la peau, le développement du pouls, l'état fébrile, en feront renaître les indications. Dans les maladies chroniques, je pourrais dire dans toutes, puisque ce serait un moyen hygiénique à recommander dans l'état de santé, les lotions avec l'eau froide matin et soir, faites soit avec

la main ou avec une éponge, sont un moyen que ne
doivent pas négliger les personnes qui se disposent à
faire la cure hydropathique ; elles déterminent une
réaction salutaire, font éprouver un effet tonique à
la peau, rendent le corps plus agile, plus dispos, et
modifient favorablement la sécrétion cutanée.

Mais s'il est un moyen dont on doive recommander
l'emploi, c'est celui des draps mouillés. Dans les
affections aiguës, ce procédé est préférable de beaucoup aux affusions et aux lotions : l'impression du drap
froid est à peine sentie par le fébricitant, et d'un autre
côté, la couverture de laine qui le recouvre fait qu'au
bout de quelques instants le malade se trouve enveloppé d'une atmosphère chaude, humide, qui produit
en quelque sorte l'effet d'un bain de vapeur. Ce drap
mouillé a besoin d'être fréquemment renouvelé quand
la fièvre est intense et la chaleur considérable : généralement il faut le continuer jusqu'à ce que la peau
perde sa sécheresse, qu'elle ne donne plus au toucher
cette sensation de chaleur âcre, mordicante, facilement perceptible, qu'elle devienne moite, humide,
et qu'elle entre même en transpiration. D'ordinaire
on ne laisse couler la sueur que très-peu de temps
dans les maladies aiguës ; davantage cependant dans
les bronchites, les péripneumonies au premier degré,
et on a soin alors, après cette sudation, soit de faire
au malade une affusion froide, soit de le lotionner
avec une eau dont on devra graduer la température
suivant la susceptibilité du sujet. Le malade éprouve
le plus souvent du calme à la suite de cette opération, et le médecin devra le laisser reposer sans trop
le fatiguer d'applications multiples, qui, malgré tous
les avantages qu'on peut leur reconnaître, ne procurent souvent de bons effets qu'à la condition d'être
ménagées et employées à propos, et qui en définitive

incommodent et fatiguent le malade par leur répétition même. Le médecin doit aussi se rappeler que les draps mouillés ne sont employés que pour calmer l'intensité de la fièvre, modérer les accidents inflammatoires, et nullement pour éteindre les phénomènes fébriles. Il doit songer que la fièvre est le type des réactions ; que cette fièvre est suscitée par l'organisme en vue d'un but, d'une cause morbifique, d'un principe à éliminer, et que ce serait mettre l'économie dans l'impuissance d'amener la solution ou l'élimination de ces matières, que de trop restreindre le mouvement fébrile. Dans les maladies chroniques, les draps mouillés sont d'un usage fréquent chez ceux dont la peau fonctionne mal, et chez lesquels l'emploi de la couverture de laine produirait trop d'excitation ; enfin chez les malades qui devront faire un traitement long, prolongé, et pour lesquels la sueur est moins indiquée : le médecin dans ces cas suivra pour l'application des draps mouillés, les règles tracées au chapitre qui traite de la *Sudation*.

II. *Du Bain froid*. Le grand bain se prend d'ordinaire au sortir de la couverture de laine, quand le corps est en transpiration. La température de ce bain varie généralement depuis 0° *r.* jusqu'à 16° *r.*, et à cet égard voici les règles qui président à l'administration de ce bain. Les sueurs sont ordonnées au malade en vue d'obtenir les résultats suivants : 1°. De fortifier l'organisme en rétablissant les fonctions de la peau, en la rendant moins impressionnable aux changements de température, et par suite de l'antagonisme qui règne entre tous les organes sécréteurs ; en ramenant ceux-ci à leurs fonctions normales. Dans ce cas les sueurs qui n'auront pas été trop prolongées, qui auront été faites le plus souvent dans le drap mouillé, de préférence à la couverture de laine toujours plus irritante, seront suivies du grand bain froid, et ce bain sera toujours pris d'abord au degré le plus élevé, que nous venons d'indiquer, sauf à descendre si le médecin le juge convenable, et sa durée sera de une à trois minutes. 2° Les sueurs dans le second cas auront été prescrites dans la vue d'obtenir un effet dépuratif sur la masse des humeurs ; elles seront alors prolongées pendant une heure ou deux, rarement plus ; tandis que dans le cas précédent on cesse l'emmaillottement quelquefois au moment de l'éruption, une demi-heure ou un quart d'heure après. Comme après ces sueurs prolongées, le bain froid a surtout pour but de rendre à la peau sa tonicité, d'empêcher l'affaiblissement de sa vitalité, affaiblissement qui résulterait nécessairement de sueurs copieuses, la température de l'eau peut être alors la même que pour les cas que nous avons supposés précédemment, et sa durée sera de une à quinze minutes. 3° Enfin, le médecin hydrothérapeute, outre un effet fortifiant, tonique, veut obtenir une réaction, une sorte de fièvre artificielle qui détermine chez son malade ce que l'on désigne en Hydropathie sous le nom de crises ; c'est alors que la température du bain pourra se prolonger jusqu'à ce que le malade éprouve du frisson, indice certain que l'économie tend à réagir contre le froid extérieur, et cherche à neutraliser cette cause de destruction qui menace les organes : rarement cependant il faudra pousser la durée du bain au-delà de 10 à 12 minutes, quoique j'aie vu certains sujets rester un quart d'heure dans le bain froid : mais il n'appartient qu'à de fortes constitutions d'outre-passer les règles de la prudence, et de pareilles expériences ne peuvent faire loi pour la généralité des cas. Parlerai-je maintenant des autres circonstances dans lesquelles le bain froid est employé, surtout par l'inventeur de l'Hydropathie. J'ai vu, pendant que j'étais à Graefenberg, Priesnitz faire tenir un malade quatre heures dans le bain d'eau dégourdie, c'est-à-dire à 15° ou 16° R, et lui faire verser de temps en temps sur la tête de l'eau qui avait seulement 9° R. Il s'agissait dans cette circonstance d'un Officier autrichien, qui, à la suite d'une chute de cheval, avait éprouvé une forte commotion du cerveau : il avait conservé depuis son accident, qui datait de deux mois environ, de fortes douleurs de tête, et, de plus un écoulement involontaire de sperme. Priesnitz avait insisté dans le traitement sur des bains de tête, et les douleurs étaient devenues telles, que ce praticien, craignant probablement une inflammation du cerveau ou des meninges, avait cru devoir conjurer l'orage en prescrivant un bain froid d'aussi longue durée. Pendant que le malade était dans l'eau, on exerçait presque constamment sur son corps des frictions avec la main. On m'a rapporté des cas où le bain avait été poussé jusqu'à la syncope. J'avoue qu'à cet égard il est assez difficile au médecin de tracer des règles pour l'emploi d'un moyen aussi violent et qui, par cette raison peut être dangereux. J'ai rapporté précédemment la méthode de traiter le tétanos, employée par un médecin du Canada qui tient aussi son malade dans le bain froid jusqu'à la syncope : on peut admettre que dans des maladies de cette gravité le médecin puisse donner un peu au hasard, et qu'il ait recours à une médication aussi énergique ; mais dans le fait que j'ai cité, Priesnitz agissait-il rationnellement en faisant tenir son malade 4 heures dans le bain ? Du reste je dois le dire, si le malade n'a pas éprouvé de soulagement de l'emploi de ce moyen, il n'en est pas résulté non plus d'accidents : peut-être, nous autres médecins, redoutons-nous trop d'avoir recours à des bains froids.

prolongés plus ou moins longtemps ; et dans des cas désespérés, ne devrions-nous pas tenter ce que fait avec tant de bonheur, et disons-le, tant d'audace, le Paysan de Graefenberg. Peut-être trouverait-on un jour à faire entrer cette médication dans la Thérapeutique, en la soumettant à certaines règles qui lui ôteraient son caractère d'empirisme : mais jusqu'ici tout médecin prudent fera bien de s'abstenir de l'emploi du bain froid sans sudation préalable, et prolongé aussi longtemps.

III. *Du Bain de siége.* Le bain de siége est ordonné le plus ordinairement dans les maladies chroniques, rarement dans les maladies aiguës. On a vu toutefois quelques médecins hydrothérapeutes en faire usage dans les maladies de poitrine, comme dérivatif, et en même temps tempérant ; mais ces applications demandent trop de soins, trop de précautions, exigent continuellement la présence d'un médecin, et d'un autre côté, ne sont nullement du goût des malades. Par ces motifs, et bien d'autres que je pourrais indiquer, nous croyons devoir les rejeter, sinon complètement, du moins dans la grande majorité des cas. Mais on les emploiera avec succès pour stimuler légèrement l'organisme, pour obtenir un effet dérivatif qui fait cesser les troubles de l'appareil encéphalique, de l'organe pulmonaire, et dans certains cas pour agir localement sur les viscères de l'abdomen, et en particulier ceux du petit bassin ; enfin quand on voudra obtenir un effet excitant, perturbateur même, on prolongera sa durée, qui est d'ordinaire de 10 à 30 minutes, jusqu'à une heure et plus. A cet égard, c'est à la pratique que le médecin doit s'adresser pour être parfaitement instruit de ces détails d'application, qui ne peuvent et ne doivent pas se trouver dans un livre. Pour la température

— 198 —

de l'eau, on suivra à cet égard les indications données à l'article du *grand bain.*

IV. *Bain de pieds.* Cette sorte de bain est très-utile à conseiller comme moyen hygiénique, surtout chez les personnes qui se plaignent du froid aux pieds. Ils ont l'avantage d'opérer une forte dérivation aux dépens des organes supérieurs et surtout de la tête, et sous ce rapport les bains de pieds froids l'emportent de beaucoup sur les pédiluves chauds. Aussi sommes-nous heureux de confirmer cette opinion par celle du docteur Turck, médecin des Eaux de Plombières ; voici ses propres paroles : « Il est utile de rappeler que les bains de jambes très-chauds, loin de produire une dérivation au profit du cerveau, le surexcitent violemment au contraire, chez les personnes nerveuses surtout. Depuis bien longtemps j'ai banni de ma pratique habituelle les pédiluves brûlants et courts, et je n'ai qu'à m'en applaudir (*). » Outre cet effet dérivatif, qu'il est si utile pour le médecin d'obtenir dans une foule de cas, on obtiendra d'un pédiluve froid de la durée de 10 à 20 minutes un effet tonique, comme dans les applications précédentes ; quand on veut obtenir un effet dérivatif on le continuera un quart d'heure, une demi-heure, et même plus, en ayant soin de frictionner les pieds alors qu'ils sont encore dans l'eau ; et dans certains cas l'emploi de la neige sera aussi avantageusement prescrit au malade. Enfin, comme je l'ai déjà indiqué pour les précédentes applications, le bain froid, par la température de l'eau, sa durée, pourra concourir à déterminer des phénomènes critiques. Quelques écrivains hydrothérapeutes prescrivent le bain de pieds comme dérivatif dans les

------

(*) *Du mode d'action des Eaux de Plombières.*

inflammations de la gorge, du larynx. Je crois ce moyen plus nuisible qu'utile, et je ne l'ai vu que produire de mauvais résultats dans les faits que j'ai eu l'occasion d'observer.

V. *Compresses réfrigérantes, échauffantes.* Les compresses mouillées jouent un très-grand rôle dans la cure hydropathique ; elles ont un effet général et local. Les premières sont surtout employées dans les affections locales aiguës ; elles ont pour but d'opérer une soustraction de calorique, d'amener une déperdition de chaleur, d'éteindre en un mot le foyer inflammatoire d'une partie phlogosée. On les emploie séparément ou concuremment avec les autres applications : ainsi dans les affections de la tête, les céphalalgies qui se montrent au début de la plupart des affections, des compresses froides sur le front produisent un bon effet, et l'on a soin de les renouveler à mesure qu'elles s'échauffent. Dans l'érysipèle de la face, les inflammations de la gorge, les laryngites, l'indication de leur emploi se présente souvent. On pourrait craindre de voir l'application de ces compresses produire de mauvais résultats dans les bronchites, les péripneumonies du premier degré, et cependant le contraire s'observe. Mais une remarque qu'il faut faire dans ce cas, et qui du reste s'applique à tous les procédés généraux et particuliers de l'Hydriatrie, c'est qu'il faut toujours, autant que possible, joindre à l'emploi particulier de l'eau, son application générale. Ainsi dans les cas de bronchite, de péripneumonie, les compresses réfrigérantes sont employées, mais aussi on agit en même temps sur l'organisme entier par des enveloppements dans les draps mouillés et la couverture de laine. Toujours donc les applications locales sont précédées ou accompagnées d'applications genérales, et ce précepte est de rigueur dans les affections aiguës et chroniques ; sinon le médecin s'exposerait à déterminer des répercussions, ou à faire naître des douleurs rhumatismales.

Une compresse est dite réfrigérante quand elle est renouvelée à mesure qu'elle s'échauffe : elles ont un effet sédatif très-marqué, et sont de beaucoup préférables aux applications émollientes, et aux cataplasmes qui agissent dans le même sens, mais que toutefois les compresses ne remplaceront jamais entièrement. Ces compresses réfrigérantes, utiles dans les affections aigües de cause interne et externe, réclament certaines précautions dans leur emploi. On doit en surveiller l'action, ne pas les abandonner, si de suite on n'en obtient pas les résultats qu'on en attendait ; car l'effet de cette application étant d'arrêter en quelque sorte le mouvement fluxionnaire qui se fait dans la partie malade, si cet effet n'était pas suffisamment maintenu, la réaction que l'économie suscite, donnerait une nouvelle énergie à l'afflux sanguin, et conséquemment l'état du malade empirerait sous l'influence de cette médication. Les irrigations froides si vantées dans les cas traumatiques rentrent tout à fait dans les applications dont nous traitons. On dispose un appareil de manière à faire tomber un filet d'eau sur la partie malade, ou seulement à laisser tomber le liquide goutte à goutte. Quant à la température de l'eau, la durée de son emploi, les modifications que chaque cas particulier réclame, ce sont autant de points de pratique laissés à la sagacité du médecin. Ici encore nous appuierons sur la nécessité de soumettre le malade à des lotions, des frictions avec des linges imbibés d'eau froide, non pas peut-être aussi rigoureusement quand il s'agit de maladies aiguës, mais principalement dans le traitement d'affections chroniques. Je pourrais citer à l'appui de ce précepte le cas d'un jeune élève de l'École vétérinaire d'Alfort, qui, traité par des irrigations continues d'eau froide pour une douleur de nature obscure, siégeant dans l'articulation du pied, fut pris d'une pleurésie très-violente qui détermina sa mort dans l'espace de quelques jours ; et l'affection de poitrine était évidemment le résultat de l'emploi de ces irrigations. Tout porte à croire que ces dernières ne seront plus désormais employées que dans les cas traumatiques ou de maladies aiguës, l'Hydropathie offrant plus de ressources, pour les affections chroniques, dans l'usage des compresses réfrigérantes et échauffantes.

Les compresses échauffantes sont appelées ainsi, parce qu'elles ne se bornent pas seulement à produire un effet sédatif, mais qu'elles sont appliquées surtout en vue de produire la réaction que les compresses réfrigérantes tendent à rendre nulle. Aussi le renouvellement des compresses n'a pas lieu si fréquemment que pour les premières : autant celles-ci sont utiles pour les affections aiguës, autant celles-là sont avantageuses dans les maladies chroniques, telles que les engorgements des ganglions, les gonflements des articulations, de nature scrofuleuse, rhumastismale, goutteuse; les névralgies, les rhumatismes chroniques ; dans toutes les maladies enfin qui demandent un surcroît de vitalité pour arriver à leur terminaison. Nous avons vu précédemment que les compresses réfrigérantes agissaient identiquement, quoique par un mode inverse, comme les fomentations émollientes, les cataplasmes ; si, d'un autre côté, nous considérons l'effet des compresses échauffantes, nous trouverons qu'elles produisent des effets analogues à ceux des cataplasmes maturatifs, rubéfiants, et même irritants.

14

Supposez, en effet, une compresse imbibée d'eau froide, bien tordue, et appliquée sur un ulcère chronique, à suppuration sanieuse, avec des chairs blafardes, fongueuses ; mettez exactement sur cette compresse mouillée une seconde compresse sèche, ou mieux une toile cirée : bientôt il y aura sous l'appareil élévation de température, augmentation dans la circulation sanguine ; et après quelques jours de ce traitement, secondé par les autres moyens généraux, on restera tout étonné de la prompte et facile amélioration obtenue par ce moyen. Vous avez le même effet, et à moins de frais qu'avec l'emploi des bandelettes de diachylum, des plaques de plomb, et de tous les emplâtres et onguents dont sont remplis nos formulaires. Il faut avoir soin, dans l'application des compresses échauffantes, qu'elles s'adaptent exactement aux parties sur lesquelles on les applique, afin que l'accès de l'air soit tout à fait empêché ; de plus, on aura grande attention de les recouvrir d'une autre compresse sèche, et quelquefois d'une toile cirée par-dessus. En négligeant ces soins, le malade s'expose à perdre tout le bénéfice qu'il doit retirer de ce moyen, et il peut encore en résulter pour lui des inconvénients. Une compresse froide, mal appliquée sur le ventre, laisse bientôt échapper une humidité qui imprégne les vêtements du malade, détermine chez lui un malaise, dont souvent on cherche infructueusement la cause. Comme toutes les autres applications, ces compresses n'agissent pas seulement localement, mais encore sur toute l'économie, et elles concourent comme tout le reste à produire des crises chez ceux qui font la cure hydropathique.

VI. *De la Douche.* On a pu voir dans les paragraphes qui précèdent l'avantage d'une classification des procédés hydropathiques, suivant l'effet sédatif,

dérivatif ou tonique, qu'ils donnent dans leur application au traitement des maladies : à l'aide de ces données théoriques et pratiques, le médecin peut se rendre
compte des résultats qu'il veut obtenir, en même temps
qu'elles lui servent de guide pour le diriger. On sent
toutefois qu'il n'y a à cet égard rien d'absolu, ni de
fixe ; que dans l'emploi de tous ces moyens curatifs,
la médication permet au praticien de modifier ses
procédés, de les varier à l'infini, de les remplacer
même, sans qu'il doive s'attacher à suivre minutieu-
sement des prescriptions dont il doit saisir l'esprit sans
s'attacher à la lettre. Du reste, n'en agit-on pas de
même, dans toute application thérapeutique d'un médicament quelconque ? Dans les conseils que le médecin est appelé à donner pour tout ce qui concerne
le régime, ne faut-il pas qu'il tienne compte d'une
foule de circonstances qui, en définitive, constituent
toute la pratique, en font toute la difficulté, et rendent
la médecine au lit du malade si différente de celle
qui est enseignée dans les ouvrages ? Ces considérations avaient besoin d'être de nouveau présentées
à l'esprit du lecteur, pour qu'il sût se garder de voir,
dans les prescriptions qui précèdent, des règles abso-
lues, et nullement modifiables suivant les cas.

Bien décrire les effets de la douche est chose assez
difficile, quand on veut se rendre compte du mode
d'action de ce procédé. Nous n'avons plus seulement
ici à considérer l'application de l'eau comme corps
réfrigérant, mais de plus comme corps mu avec une
certaine vitesse, et agissant par son poids et son choc
sur nos organes. Déjà, dans la description des bains
russes, nous avons vu l'emploi de légères percus-
sions, de frictions pratiquées à l'aide de la main et de
verges de bouleau : on connaît la pratique du mas-
sage, usité chez les Orientaux ; cette action de masser

produit, comme moyen hygiénique, les meilleurs résultats sur le développement des muscles : le docteur Turck, qui a remis cette pratique en vigueur aux Eaux de Plombières, s'en loue beaucoup dans le traitement des maladies chroniques. Enfin, à Plombières encore, les malades font usage avec grand succès de la douche écossaise, qui est alternativement chaude et froide, tandis qu'à certaines eaux minérales la douche est toujours chaude. Ces douches thermales, prises le plus souvent à de hautes températures, sont pour les malades un véritable supplice, et sans contredit les maladies dans lesquelles le médecin peut retirer de leur emploi quelque utilité seraient modifiées plus avantageusement par la cure hydropathique.

La douche ne s'emploie que dans les affections chroniques, soit pour agir localement, ou d'une manière générale : on peut cependant la conseiller comme moyen hygiénique. Nul procédé n'est peut-être plus propre à donner de la vigueur, de l'énergie, du ton aux organes ; mais par cela même que la douche produit un effet si marqué, il ne faut pas en abuser, car on arriverait à déterminer une surexcitation dans ces mêmes organes. Le médecin hydrothérapeute doit avoir en vue dans l'emploi de la douche deux résultats : Fortifier l'économie tout entière, réveiller l'atonie de la peau, stimuler les parties sous-jacentes à l'organe cutané, donner du ton aux chairs, les rendre fermes, et ranimer l'activité musculaire par un effet local et général. Le malade en prenant la douche, aide à son action en frottant vivement les parties qui sont frappées par la colonne d'eau ; il exerce sur tout son corps des frictions, et même une sorte de malaxation, qu'on ne doit pas négliger de faire pratiquer chez les paralytiques. Ces douches varient pour leur durée ; de trois à dix minutes est le cas le plus ordinaire. Quand on veut déterminer chez un malade des phénomènes critiques, la durée de la douche peut être prolongée suivant que l'effet réactionnel qu'on en attend est plus ou moins long à se produire. Les parties qui offriraient des engorgements mous, indolents, les tumeurs de diverse nature, les douleurs locales, fixes ou rémittentes, les pertes de sensibilité siégeant sur certains points du corps ; ce sont autant de circonstances dans lesquelles l'effet de la douche peut être avantageux. Le choc de la colonne d'eau détermine dans certains cas un ébranlement, qui peut aller jusqu'à produire de l'inflammation, et même de la suppuration dans la partie frappée : aussi faut-il surveiller attentivement les accidents qui surviennent chez les malades, et savoir s'arrêter en temps opportun.

Nous venons de passer en revue les différents procédés, et nous avons exposé succinctement les différents modes d'action qu'on était en droit d'en attendre. Y a-t-il, comme le pensait Smith, une action spéciale, particulière, de l'eau froide sur nos tissus ; ou bien, suivant d'autres auteurs, les effets curatifs de l'eau tiendraient-ils à la propriété que ce liquide possède comme corps conducteur de l'électricité ? Ce sont là autant de questions sur lesquelles on peut élever de nombreuses hypothèses, sans pouvoir arriver à une démonstration exacte, rigoureuse du fait. Le professeur Pelletan, dans un mémoire qui fait suite à l'ouvrage du docteur Bigel, s'est efforcé d'expliquer, à l'aide d'une théorie aussi ingénieuse que savante, le phénomène que nous étudions. Ce médecin s'appuyant sur des expériences de physique relatives au développement des phénomènes de chaleur dans les corps vivants, a cherché à démontrer « Que l'activité organique était proportionnelle à la valeur des courants de calorique qui traversent les organes : que la rapidité des courants pouvait être accrue par la soustraction externe du calorique, aussi bien que par un excès de production, pourvu que dans le premier cas la source intérieure fût suffisante. » Que veut-on exprimer, en effet, par ce mot de réaction, employé pour exprimer la stimulation que fait naître l'impression du froid? Évidemment on n'énonce qu'un fait, sans pouvoir donner l'explication du phénomène. Si, avec le médecin que je viens de citer, on admet qu'il y ait constamment acquisition et déperdition du calorique de nos organes, que le développement de ce calorique se fasse principalement dans le poumon, et en général dans l'intimité de nos tissus, par suite du mouvement organique qui s'y passe, on s'expliquera comment l'impression de l'eau froide à la surface de la peau rendra plus rapides les courants de calorique de l'intérieur à l'extérieur; comment une partie soumise à une immersion dans l'eau froide devra, pour suffire à la déperdition de calorique qu'elle éprouvera, emprunter aux organes voisins leur calorique propre, et pourra par là produire un effet dérivatif; comment de la glace sur un organe enflammé déterminera une sédation si puissante; des affusions froides dans des cas de fièvre exanthématique calmeront l'intensité de la fièvre; comment enfin des individus faibles, débiles, privés de cette puissance calorifique, n'offriront aucune chance de réaction, et pourront succomber sous l'impression du froid. Nous avons cherché plus haut à montrer que dans l'application d'une compresse réfrigérante on pouvait obtenir le même effet qu'avec une fomentation émolliente ou un cataplasme ; c'est qu'en effet le cataplasme forme une sorte de bain local, supprime la transpiration et les pertes par transmission, conséquemment les deux causes qui peuvent rendre dans

l'organe enflammé les courants de calorique plus rapides, et par cela même douloureux. Qu'on se frotte
les mains avec de la neige, la température accusée
par le thermomètre sera très-basse, et cependant l'on
éprouvera un sentiment de chaleur. Qu'un membre
gelé soit couvert d'applications chaudes, et la gangrène ne tardera pas à se déclarer : frottez au contraire ce membre avec de la neige, ranimez à l'aide
de cordiaux les phénomènes circulatoires de l'intérieur, et vous verrez la vie reparaître, parce que les
courants se porteront de l'intérieur à l'extérieur ; tandis que, dans le premier cas, les courants ne suivront
pas une marche inverse. Cette explication donnée
par l'ingénieux professeur Pelletan rend compte des
effets de l'eau froide, des applications de neige, de
glace, des résultats d'un bain de pieds, de siége, et
de la douche. La théorie vient donc éclairer la pratique, substituer à des mots d'une valeur convention-
nelle des explications qui reposent sur des faits physiques, appréciables par nos moyens d'investigation,
et qui peuvent jusqu'à certaines limites satisfaire un
esprit rigoureux, et juste appréciateur du degré d'avancement des sciences médicales.

Nous avons jusqu'ici traité du mode d'action de
l'Hydropathie dans les affections aiguës et chroniques,
et des applications spéciales, considérées dans leurs
effets ; il nous resterait à étudier les Phénomènes critiques et le Régime, qui formeront le dernier chapitre ; et nous croyons, agrandissant le cadre que
nous nous étions proposé, devoir insérer ici un exposé succinct des principales maladies dans lesquelles
l'Hydropathie peut trouver son emploi.

DES

MALADIES

ET DE LEUR TRAITEMENT

A L'AIDE DES

PROCÉDÉS DE L'HYDRIATRIE.

DES
MALADIES ET DE LEUR TRAITEMENT

A L'AIDE

DES PROCÉDÉS DE L'HYDRIATRIE.

DE LA GOUTTE ET DES RHUMATISMES
EN GÉNÉRAL.

Quelques auteurs n'ont voulu voir dans ces deux affections qu'une seule et même maladie, avec des différences de forme, d'intensité, de durée ; mais il est bien certain qu'il existe entr'elles des caractères distincts qui les séparent complètement dans la plus grande majorité des cas. Dans le rhumatisme, on voit les douleurs offrir de la mobilité, se déplacer très-facilement et parcourir successivement plusieurs articulations : la goutte ne frappe en général qu'une seule articulation ; il arrive bien qu'une seconde articulation se prenne ; mais elle ne quitte pas, par exemple, un orteil pour passer sur l'autre. Les attaques de goutte surviennent le plus souvent chez les individus qui ont passé l'âge adulte ; le rhumatisme atteint de préférence les personnes jeunes ; le rhumatisme est également fréquent chez les hommes et chez les femmes ; la goutte est plus rare chez ces dernières. Les phénomènes initiaux de la goutte ne sont pas ceux du rhumatisme : le rhumatisant se réveille quelquefois perclu de tous ses membres, souvent l'état fébrile commence avant les douleurs, et celles-ci frappent ensuite successivement toutes les articulations : les accidents initiaux de la goutte sont précédés constamment de modifications qui portent sur les sécrétions, de préférence sur les sécrétions muqueuses ; ainsi il y a de l'anorexie, de la difficulté à digérer, de la dyspepsie, de la douleur à l'épigastre et de la diarrhée ; cela dure 24, 48 heures : on peut voir survenir des urines avec un dépôt qui est formé fréquemment de concrétions d'acide urique ; d'autres fois, il y a des catarrhes de la muqueuse génitale : quant à l'intensité de ces accidents, il est des sujets qui ont des sécrétions muqueuses allant presque jusqu'au degré de phlegmasie ; elles durent 1, 2, 3 jours, puis bientôt une articulation se prend, et alors le goutteux voit disparaître l'anorexie : il mange, il digère, et les catarrhes intestinaux cessent. On ne voit pas les accidents suivre cette marche dans le rhumatisme ; il peut survenir cependant, à la suite d'une perturbation de sécrétion de la peau, d'une suppression de diarrhée, de blénnorrhargie. Dans ces cas, il y a l'intermédiaire d'une suppression de sécrétion ; tandis que dans la goutte les sécrétions morbides se montrent comme premier phénomène, et la goutte une fois déclarée, la sécrétion cesse. Dans la goutte, il y a des attaques successives, qui constituent une maladie générale ; dans le rhumatisme, rien de semblable : quand, dans cette dernière affection, il y a soudure des articulations, ce n'est point par suite d'une infiltration, d'un dépôt de matières inorganiques comme dans la goutte, mais parce que les parties fibreuses sont tuméfiées, indurées, et qu'il y a ce qu'on nomme une fausse ankilose. La goutte est ordinairement héréditaire ; les affections rhumatismales peuvent aussi se transmettre ; mais cette transmission n'est pas aussi bien démontrée que pour la goutte, et quand un rhumatisme apparaît, on peut très-bien remonter à sa source. La goutte est la maladie des gens riches, et, comme on l'a dit plaisamment, il n'est pas donné à tout le monde de devenir goutteux ; ces malades appartiennent à la classe aisée, qui prend peu d'exercice, et fait usage d'une alimentation fortement réparatrice : il faut ajouter toutefois qu'il est des individus sobres, prenant de l'exercice, qui cependant sont pris de goutte ; et dans ce cas, on ne peut méconnaître l'influence de l'hérédité ; tandis que d'autres combattent avec avantage par ces mêmes moyens hygiéniques cette disposition. Le rhumatisme au contraire est l'apanage des classes pauvres, soumises aux intempéries des saisons, aux privations de toutes sortes. On guérit les rhumatisants en les plaçant dans des conditions hygiéniques favorables, tandis que les affections goutteuses ne disparaissent qu'à l'aide d'un régime opposé à celui qui les a fait naître.

DE LA GOUTTE. — SON TRAITEMENT.

Quelle est la nature de la goutte? Chercherons-nous avec quelques auteurs la cause de la goutte dans les désordres qui surviennent du côté des organes digestifs, dans la production d'acidités dans les premières voies, de glaires, de biles, de matières peccantes, dans une gastro-entérite? Car il ne faut pas se le dissimuler, ces idées ont eu cours, et ont donné naissance à des méthodes thérapeutiques encore en vigueur. Dira-t-on, avec Barthez, que : « La goutte est due à une disposition particulière de la constitution à produire un état spécifique goutteux, et dans les solides et dans les humeurs; » ou bien, avec Munde, l'auteur d'un ouvrage sur l'Hydrothérapie, qui écrit avec la plus grande assurance les lignes suivantes : (*) « La goutte consiste en une tendance, existante dans le corps de l'homme ou plutôt dans le corps animal (car les animaux ont aussi la goutte, les chiens surtout), à la production d'une humeur âcre particulière, qui, aussitôt qu'elle existe en quantité suffisante, est rejetée, par la force médicatrice de la nature, des organes internes vers les parties extérieures, les articulations principalement, où elle fait naître des douleurs et de l'inflammation, et où, quand les accès se répètent fréquemment, il se produit des dépôts calcaires qui raidissent les jointures, ou les privent de tout mouvement. » Le docteur Bigel est plus explicite et non moins clair : ce médecin croit la goutte causée par une acrimonie subtile, fugitive, que les uns, ajoute-t-il, supposent être un composé de chaux et de phosphore, d'autres, de l'acide de l'urine, laquelle acrimonie voyage avec le sang dans toutes les parties du corps, etc., etc. De pareilles explications sont-elles satisfaisantes, et surtout peuvent-elles conduire à une thérapeutique rationnelle !

L'auteur qui, à mon sens, a peut-être résolu une partie du problème que nous offre la nature intime de la maladie goutteuse, et qui a su faire découler de ses explications des procédés de curation que l'expérience est venue dans bien des cas confirmer, cet auteur est le docteur Turck (**). Déjà, au chapitre qui traite de la sueur,

(*) *Hydrothérapeutique,* par Ch. Munde. Paris, 1842.
(**) *Traité de la Goutte,* par S.-A. Turck.

j'ai eu l'occasion de m'arrêter sur les sécrétions acides et alcalines, sur le dégagement d'électricité positive et négative, dégagement forcé par suite de la nature même de ces sécrétions : mais pénétrant plus profondément au sein des phénomènes intimes de notre organisation, l'habile expérimentateur, cherchant toujours son point d'appui dans les lois physiques et chimiques, a prouvé, autant toutefois qu'en pareille matière la preuve est possible, que ces deux fluides, séparés l'un de l'autre à leur source, devaient être conduits par les vaisseaux sanguins et les nerfs pour se réunir sur quelques points de l'économie, et concourir par leur réunion à des phénomènes vitaux d'un autre ordre. Il a prouvé de plus, que pour maintenir l'état de santé, ces deux fluides devaient être produits en quantités égales, et de manière à conserver par le fait de leur production la proportion qui doit exister entre les éléments du sang. « La goutte enfin tiendrait, suivant ce médecin, à une disposition telle, que les deux fluides électriques se dégageant de façon à se maintenir en équilibre, les sécrétions alcalines l'emporteraient sur les sécrétions acides, de sorte qu'au bout d'un certain temps le sang se trouverait profondément altéré. Il résulterait de cette altération une réaction entre les deux systèmes électriques, en vertu de laquelle il y aurait tension, encombrement dans le système positif ou alcalin, et activité, au contraire, marche rapide du fluide, dans le système négatif, et par suite, dégagement d'une plus grande quantité de liqueurs acides. » Sans doute que les lignes que je viens d'extraire auraient, pour être bien comprises, besoin de commentaire ; mais, à moins de citer l'ouvrage entier, il m'est impossible d'entrer dans de plus amples détails pour exposer une théorie qui a besoin d'être jugée dans son ensemble. Ceci nous suffit, du reste, pour donner une idée du traitement de la goutte auquel les données précédentes ont conduit le docteur Turck.

Une attaque de goutte est le plus souvent précédée de prodromes qui présagent son invasion. Des phénomènes morbides apparaissent du côté des organes digestifs, de la sécrétion urinaire, spermatique. C'est d'ordinaire au milieu de la nuit que le malade se réveille accusant une forte douleur siégeant le plus fréquemment au-dessus du gros orteil. C'est surtout sur les parties latérales d'une articulation, au point où se trouve l'insertion des ligaments, que le malade accuse un point douloureux, surmonté bientôt par une tuméfaction, laquelle présente un état comme sémi-œdémateux. Dans les 24 heures, il y a au centre de l'endroit tuméfié, un point rouge qui s'étend ; le gonflement devient plus résistant, et bientôt son pourtour s'élargit : en même temps le malade éprouve

dans l'articulation une douleur gravative, continue, avec des exacer-
bations comme névralgiques qui durent de 7 à 8 jours : le maximum étant atteint, les douleurs s'atténuent, le point qui a rougi le
premier disparaît le dernier ; et enfin, quand l'attaque de goutte
est terminée, on trouve aux endroits qui ont été le siége de l'affection, une induration donnant au toucher la sensation d'un corps
dur, d'une tumeur osseuse : ces petites tumeurs sont plus ou moins
superficielles, tantôt cutanées ; d'autres fois elles font corps avec
les surfaces articulaires.

Dans les 2 ou 5 premiers jours, il y a recrudescence de pa-
roxismes intenses, puis après le cinquième ou le sixième ils diminuent ; mais toujours est-il qu'une articulation une fois prise,
la goutte y suit ses diverses périodes sans la quitter : la maladie terminée, le goutteux conserve plus ou moins longtemps de la tuméfaction et de la dureté. Les attaques de goutte se font en général sur les
petites articulations, comme les articulations carpiennes, métacar-
piennes, tarso-métatarsiennes, qui en sont fréquemment le siège,
et toujours elles sont bornées à une seule articulation. Quand la
goutte prend l'épaule, le coude ou le genou, la tuméfaction peut
bien s'emparer de toute l'articulation, un épanchement peut se
faire dans son intérieur, mais jamais dans ces cas l'inflammation
ne circonscrit d'une manière égale toute l'articulation ; elle est
toujours limitée à un des points latéraux qu'elle affecte plus particulièrement ; c'est là la goutte simple, la seule que l'on puisse
confondre avec le rhumatisme. Un accès de goutte terminé, le malade peut rester un, deux ans et même plus, sans le voir revenir,
et ne pas être pour cela guéri de cette affection. Quelquefois
elle n'affecte pas seulement les diverses articulations qui semblent
être le siége de prédilection de cette maladie, mais encore les
organes intérieurs ; et souvent dans ce cas est-il difficile de découvrir la nature du mal. A mesure que les attaques se multiplient,
se rapprochent aussi les accès ; enfin la goutte finit par passer de
l'état aigu à l'état chronique, et le malade se trouve réduit à
vivre constamment avec son mal.

La goutte se montre surtout avec ce caractère de chronicité
chez les vieillards, chez ceux qui souffrent depuis longtemps : les
douleurs sont moindres, mais il y a gonflement, raideur des articulations, quelquefois crépitation dans les mouvements articulaires :
souvent l'articulation se déforme de différentes manières, tantôt
il n'y a plus de rapport de contiguité entre les deux surfaces articulaires par suite du développement d'un corps étranger. La

goutte ne se termine jamais par suppuration ; il y a dans cette
maladie une modification dans la sécrétion interstitielle qui fait
qu'il se dépose une matière crayeuse, sous forme de petits grains,
et qui forment en s'agglomérant des masses quelquefois considérables, que l'on a désignées sous les noms de tophus, nodosités, etc.
Ces grains calcaires entretiennent quelquefois une légère phlegmasie à la peau, et par suite développent une petite ulcération.
Le plus souvent les tophus écartent les fibres ligamenteuses, et
finissent par les faire disparaître. Ces concrétions calcaires peuvent
aussi se loger sous la membrane synoviale, y déterminer soit des
espèces d'exostoses de la tête, des os ; soit un dépôt qui, s'enga-
geant comme un coin, fait basculer et renverse dans différents
sens les articulations, ce qui amène des déformations, et rend les
mouvements impossibles : c'est alors que s'applique aux goutteux cet
adage : Il faut manger, ils n'ont pas de mains ; il faut marcher, ils
n'ont pas de pieds ; il faut souffrir, ils ont des pieds et des mains.

A ces causes de souffrances viennent s'adjoindre souvent chez
le goutteux des difficultés de respirer, la gravelle, des dérange-
ments intestinaux, des hémorrhoïdes, etc., etc.

Le traitement de la goutte a dû se modifier à l'infini, et varier
suivant la théorie qu'on s'était formée de cette affection. Parcourez
les traités de thérapeutique, et vous trouverez que la plupart des
médicaments actifs ont été employés pour combattre cette maladie.
Les eaux minérales de Vichy, de Plombières, de Mont-d'Or, de
Carlsbad, de Tœplitz, etc., voient affluer tous les ans une foule de
goutteux, dont quelques-uns guérissent, un petit nombre éprouvent du soulagement, et les autres se voient condamnés à n'obtenir
aucun résultat, et à tenter infructueusement l'emploi prolongé et
répété de la plupart des eaux thermales. Il faut se demander
d'abord s'il existe un médicament, une préparation quelconque,
qui puisse guérir la goutte ; si certaines eaux minérales, préconisées de nos jours, jouissent de cette heureuse propriété ; si enfin
l'Hydriatrie offre plus de chances aux malades d'obtenir une guérison radicale ? La réponse à ces questions est extrêmement difficile à
faire, car la maladie goutteuse n'est pas une et identique ; elle
s'offre avec des caractères qui varient suivant la constitution, l'âge
du sujet, le degré de chronicité de l'affection, son développement
dû à une disposition héréditaire, ou à d'autres causes ; enfin, la
nature des traitements que le malade a subis antérieurement.
Sans doute que la goutte pourra disparaître à la suite de l'emploi
de tel ou tel moyen, mais il faudrait avoir constaté si plus tard

il n'y a pas eu récidive. Sur ce point donc le médecin hydrothérapeute ne sera pas plus explicite que l'observation des faits ne lui permet de l'être, et quand il affirmera que la méthode de Graefenberg guérit la goutte, ce sera toujours en faisant de sages réserves ; et il sera moins préoccupé du soin de produire et de faire valoir de nombreux faits, que d'exposer tous les procédés curatifs de l'Hydriatrie et d'en faire le parallèle avec les médications actuellement en vigueur pour combattre cette affection. Dans cette question donc, sans bannir tout à fait l'autorité des faits, l'écrivain s'appuiera de préférence sur le mode intime d'agir de l'Hydropathie, s'attachant à en faire ressortir tous les avantages.

Il n'est guère de goutteux qui, dans les différents accès qu'ils peuvent avoir éprouvés, n'aient eu à se louer de quelque préparation ; mais le plus souvent l'effet n'est que temporaire, et l'accès de goutte passé, le malade attend une nouvelle attaque pour recourir au moyen qui lui a précédemment réussi, ou, dans le cas contraire, pour faire usage d'un autre remède. C'est ainsi que les malades se trouvent soulagés et éprouvent de bons effets des préparations iodées, de l'usage du stramoine, du sirop de Boubée, du cataplasme de Pradier, des bains sulfureux, des lotions alcalines, des eaux thermales, des eaux de Vichy, etc. Mais si ces différents moyens ont une efficacité incontestable dans certains cas, il faut reconnaître que le plus souvent ils ne font que retarder ou rendre moins violents les accès de goutte ; qu'ils peuvent quelquefois les faire disparaître momentanément, mais ne les guérissent cependant pas. Nous ne dirons pas que l'Hydriatrie possède cet heureux privilége : mais certainement s'il est une médication qui puisse atteindre ce but, cette méthode réunit sans contredit toutes les conditions possibles de succès. La plupart des médications énumérées ci-dessus ne peuvent attaquer la maladie goutteuse, à moins que par des moyens locaux ; ce ne sont alors que des palliatifs, comme les sangsues, les cataplasmes, les lotions ; ou que par des moyens généraux, comme des purgatifs, des sudorifiques, des boissons et des bains alcalins et iodés. Cherchez maintenant à pénétrer le mode d'action de ces divers agents thérapeutiques, et vous trouverez que les purgatifs, les sudorifiques et les diurétiques agissent en déterminant des sécrétions cutanées, rénales et intestinales ; que les boissons et les bains alcalins portent leur action sur l'organe cutané et sur la composition du sang ; que conséquemment ils modifient toutes les sécrétions et surtout celles des reins, et qu'enfin de toutes les préparations vantées jusqu'ici contre la goutte ce sont surtout ces dernières qui semblent avoir donné les plus beaux résultats. En résumé, augmentation des sécréteurs de la peau et des reins à l'aide des diurétiques et des sudorifiques ; saturation des acides qui prédominent dans les liquides de l'économie par les alcalis ; quelquefois enfin action altérante sur les tissus du goutteux par l'iode, le mercure, etc., etc. ; ce sont là, en définitive, les divers modes d'action que nous pouvons reconnaître à tous les traitements réputés anti-goutteux. Si donc nous cherchons à mettre en parallèle la médication hydriatrique, nous pourrons nous expliquer comment elle peut, sinon suffire dans tous les cas, du moins aider avantageusement à l'action des autres moyens préconisés dans cette maladie.

L'opinion que l'on avait autrefois, et que l'on a de nos jours encore, que la goutte est une maladie dépendant d'un acide, avait depuis longtemps fait naître l'idée de combattre cette affection par les alcalis. Le docteur Turck, en démontrant que les sécrétions acides, c'est-à-dire la peau et les reins, remplissaient imparfaitement leurs fonctions, que cette altération de fonctions se liait à des phénomènes électriques, a été conduit aussi de son côté à préconiser l'emploi des alcalis, non point pour neutraliser les acides, mais dans le but d'activer les fonctions de la peau et de soustraire par cette déperdition sudorale les principes acides que le sang fournit à la transpiration ; en même temps on modifiait les phénomènes électriques qui ne manquaient pas de survenir à la suite de ces actions chimiques. On voit donc que, dans cette manière d'envisager le traitement de la goutte, les uns cherchaient à atteindre le principe goutteux dans toute l'économie, tandis que le médecin que je viens de citer veut surtout favoriser l'action des sécréteurs et surtout des sécréteurs acides ; quant à cette foule de médicaments nommés si improprement anti-goutteux, et dont le temps ne tarde pas à faire justice, il n'en est malheureusement aucun qui puisse justifier son titre ; toutefois il est certaines préparations à effet certain, et qui employées en temps opportun, à certaines périodes de la maladie goutteuse, peuvent rendre au médecin les plus grands services.

Les Eaux de Vichy, Plombières, et toutes celles vantées contre la goutte, jouissant d'une température plus ou moins élevée, le malade se trouve soumis à l'action du calorique, en même temps que son corps reçoit par la voie de la peau et du tube digestif l'influence des principes médicamenteux : si à l'emploi de tous les modes d'application divers que l'on fait des eaux thermales, vous ajoutez le régime, l'exercice, le changement d'air, de nourriture, d'habitudes, vous vous expliquerez les effets curatifs de la plupart de ces eaux. Cherchons maintenant à analyser rapidement les procédés de l'Hydriatrie, comparativement aux autres méthodes.

Le meilleur traitement de la goutte, a dit le docteur Réveillé-Parise (*), est celui qui modifie le mieux le tempérament dans un sens opposé à celui qui produit la maladie : paroles pleines de sens, et que tout médecin doit avoir constamment présentes à l'esprit. Or, si l'on étudie les causes productrices de la goutte, on placera en première ligne une alimentation trop riche et trop réparatrice : aussi ce n'était pas sans une raison bien fondée que quelques auteurs avaient fait consister cette affection dans un défaut de balance entre les éléments nutritifs et les excréteurs. A cette influence du régime il faut joindre une constitution trop portée aux plaisirs sexuels, et cette constitution se rencontre fréquemment chez ceux qui font des excès de table. Joignez à ces causes les fatigues de tête, résultant de travaux excessifs de cabinet ; une sensibilité physique très-développée, et vous aurez, dans la grande majorité des cas, tout ce qui peut développer et entretenir la maladie goutteuse.

Il faut établir dans le traitement de la goutte trois divisions, suivant qu'elle est aiguë ou chronique, ou qu'elle revêt une forme anomale pour devenir ce qu'on nomme une goutte larvée ou remontée.

1° *Goutte aiguë.* Dans le traitement de cette période de la maladie goutteuse, le médecin hydrothérapeute agit localement et d'une manière générale. S'il existe une prévention qui n'est pas sans fondement et qu'il sera difficile de détruire, c'est le danger des applications froides dans les accès de goutte aiguë. On a toujours devant les yeux, malades et médecins, la crainte d'une métastase goutteuse, se faisant sur les organes intérieurs ; cette crainte n'est pas exagérée, et nous la partageons complètement, si l'on entend par applications froides l'emploi de l'eau fréquemment renouvelée, et continué jusqu'à cessation des douleurs ; mais les méthodes hydropathiques, dans l'usage qu'elles font de ce liquide, ont pour but de développer de la réaction, un effet excitant, et loin de tendre à la répercussion de la phlegmasie locale, elles l'excitent au contraire, et cherchent par cette stimulation à faire résoudre l'orgasme inflammatoire et l'engorgement consécutif à la

(*) *Études sur la Goutte.* Bull. de Thérap., tome XI.

phlegmasie. Au chapitre qui traite des *Préjugés*, j'ai rapporté l'histoire de deux podagres qui s'étaient mal trouvés d'applications intempestives et mal raisonnées des procédés hydropathiques. Il est néanmoins certains goutteux qui, pris d'un accès de goutte très-violent, et en proie à des douleurs intolérables, n'ont pas craint d'exposer la partie affectée à un courant d'eau froide, et ont eu lieu de s'applaudir de cette pratique. Déjà Hippocrate avait dit : « Le froid appliqué aux tumeurs des articulations, aux douleurs sans ulcérations, aux parties affectées de goutte, non-seulement diminue, soulage la douleur, mais même il l'emporte (*). »

Scudamore, Suberger, ont vanté les compresses d'eau froide, et même l'emploi de la neige et de la glace. Le célèbre Harvey, pour guérir ses accès de goutte, plaçait, dit-on, ses jambes au grand air, même par la gelée, sur les plombs de Cockainhouse où il habitait; ou bien il les plongeait dans un sceau d'eau froide, puis il regagnait son poêle pour les réchauffer immédiatement. Le docteur Josse, qui dans ces derniers temps a préconisé les résultats avantageux que l'on pouvait obtenir des applications froides, rapporte l'observation suivante : « Madame A***, femme d'un conseiller de notre ville, sujette à éprouver de temps à autre des fluxions articulaires qui la tourmentaient longtemps, et qui pour l'ordinaire envahissaient successivement plusieurs articulations, fut prise d'une douleur violente au poignet droit, avec gonflement et rougeur des téguments; l'application de l'eau froide, par le moyen de compresses mouillées, appliquées négligemment sur la partie, fréquemment renouvelées, fit cesser la maladie en moins de douze heures; depuis un an l'affection n'a pas reparu (**). » En compulsant les auteurs, il ne serait pas difficile de réunir un plus grand nombre d'observations, mais aux yeux de certains esprits ces faits passeront toujours pour des exceptions, et la généralité des médecins sera toujours de l'avis de celui qui a dit que par cette méthode le soulagement n'est jamais aussi certain que le danger.

Le docteur Réveillé-Parise admet dans le paroxysme arthritique trois périodes, qui comprennent les prodromes, le summum d'acuité, et le déclin de l'accès; pour diminuer l'intensité de l'accès, ou le faire avorter, ce même médecin conseille de faire observer

(*) Hippoc., §. 5, aph. 25.
(**) La Corbière, *Op. cit.*

au malade le repos le plus complet, en le faisant suer, en le soumettant à un régime léger, et à quelques purgatifs. L'Hydropathie
conseillera dans ce cas des lotions faites avec la main ou un linge
mouillé, une légère sudation dans le drap mouillé, et, au sortir
du maillot, une friction avec un drap mouillé jeté sur les épaules ;
l'emploi du grand bain pourrait déterminer une trop forte excitation et faire éclater un accès de goutte.

---

*Différents motifs nous forcent d'ajourner à quelque
temps la continuation de la partie qui traite de la cure
hydropathique appliquée aux diverses maladies. Nous
ferons tout ce qui dépendra de nous pour que ce re-
tard soit le plus court possible. Le chapitre qui traite
de la Goutte sera repris en totalité, et commencera
la seconde partie, qui, de cette manière, sera bien
distincte, et pourra se séparer de celle que nous don-
nons ici.*

*Nous n'avons pas cru devoir retarder la publica-
tion des tableaux qui suivent : ces tableaux, en effet,
intéressent à plus d'un titre. Les médecins pourront
juger des progrès que le traitement hydropathique
a faits en Allemagne, et des résultats qu'il a donnés
entre les mains des médecins qui ont créé des établissements de ce genre : d'un autre côté, ils pourront
aussi juger du degré d'efficacité de cette cure par*

la proportion des guérisons que fournit la statistique de ces tableaux. Enfin, nous avons joint à ces documents la Liste des établissements hydriatriques aujourd'hui existants, en même temps qu'un Tableau extrait des Bulletins de l'Académie, et qui a été dressé par M. Patissier, rapporteur de la Commission des eaux minérales. Ce tableau, mis en regard de ceux qui donnent la liste des maladies traitées par l'Hydropathie, peut fournir des données utiles non-seulement aux médecins, qui ne peuvent manquer d'y trouver de précieux renseignements, mais aussi, dans bien des cas, aux malades qui voudront y recourir.

CHAPITRE VI.

TABLEAUX.

—

Les tableaux qui vont suivre sont extraits du *Journal Hydrothérapeutique*, publié à Coblentz par le docteur Schmidt, qui dirige le superbe établissement de Marienberg. Toutefois, ces tableaux n'ont pas été pris par moi dans le Journal que je mentionne, mais bien dans l'ouvrage du docteur Hyaltelin, médecin danois. Je dois encore à l'obligeance de M. Jules Frisch, jeune homme fort instruit, et versé dans la connaissance des langues danoise et allemande, la traduction de ce curieux document. Je le fais précéder des réflexions que le docteur Hyaltelin a consignées dans son excellente brochure.

« Les nouveaux établissements hydropathiques ont eu à lutter dans le commencement contre divers préjugés ; le plus dangereux de ces préjugés était l'opinion répandue partout par les amis de Priesnitz, qu'il n'y avait que lui qui s'entendît à guérir par l'eau froide. Le but qu'on se proposait en répandant ce bruit, n'était autre que celui de procurer à Priesnitz autant de malades que possible ; et comme ses amis regardaient les nouveaux établissements comme autant de rivaux qui lui nuisaient, ils ont cherché à l'élever aux dépens des autres hydropathes. Ces éloges poussés à l'excès n'ont point servi Priesnitz ; car l'expérience a montré bientôt ici, comme dans toute autre chose, de quel côté était la vérité ; et ces dernières années ont suffisamment établi que les nouveaux hydropathes obtiennent autant de succès que Priesnitz. On a même des exemples de malades que ce dernier avait déclarés inguérissables par l'eau froide, et qu'il avait vainement traités pendant longtemps, radicalement guéris après un court séjour dans un de ces nouveaux établissements.

« La plupart des nouveaux hydropathes publient annuellement un compte-rendu des résultats obtenus par eux, et, comme j'ai eu occasion de m'en convaincre moi-même, leurs rapports sont toujours rédigés avec beaucoup de véracité et de circonspection. J'ai entendu plusieurs hydropathes ranger parmi les malades seulement soulagés ceux que dans tous les hôpitaux on envisagerait comme guéris ; et quand je leur demandais la raison d'une censure aussi rigide, j'obtenais ordinairement pour réponse : « Nous ne « rangeons parmi nos malades guéris que ceux dont « la guérison est radicale ; car nous ne voulons ni « fournir matière à récrimination aux allopathes, ni « nous exposer à ce que le public puisse nous traiter « de charlatans. »

Telles sont les réflexions que suggère au docteur

Hyaltelin la comparaison des établissements qui se
sont formés en Allemagne avec celui de Graefenberg ; nous y souscrivons. Quant à celles qui s'appliquent aux tableaux statistiques que l'on trouvera
plus loin, je dois dire que ces listes ne m'inspirent
pas la même confiance qu'à l'honorable praticien que
je viens de citer. Et d'abord, s'il est un reproche à
faire à la médecine allemande, mise surtout en parallèle avec la médecine enseignée dans nos écoles,
c'est son peu de précision dans le diagnostic des maladies. Aussi ce n'est qu'avec une extrême réserve
que je donne ces tableaux, qui, sur certains points,
sont à mes yeux de nulle valeur. Une statistique dressée sur de pareils documents sera toujours fautive,
infidèle, et ne parviendra jamais à satisfaire un esprit
qui demande avant tout de la précision ; et si cependant je n'ai pas hésité à les consigner ici, c'est qu'en
effet ces tableaux, qui pèchent dans les détails, libre
alors à l'analyse de discuter la valeur de chaque fait,
peuvent, dans leur ensemble, leur masse, fournir
d'utiles renseignements sur la mortalité, la proportion
des malades guéris, ou seulement soulagés, comparés
aux malades qui n'ont rien obtenu. Enfin, je dois dire
qu'il est certaines affections sur lesquelles il est difficile de se tromper, telles que la goutte, la siphilis, les
maladies de la colonne vertébrale ; et qu'en somme
les résultats obtenus dans ces divers établissements
offrent quelquefois des proportions semblables dans
les effets curatifs de certaines maladies. Mais je dirai,
avec les auteurs du *Traité de Thérapeutique* : « que
les chiffres de l'empirisme ne sont exempts de danger que pour l'esprit médical, qui sait en dégager
la vérité à l'aide d'une méthode placée au-dessus de
la statistique, et qui en dispose et la commande. »

Je ne discuterai pas le diagnostic des maladies. Il

est difficile de s'entendre avec un médecin qui nomme paralysie des extrémités inférieures une contracture des muscles et des articulations. Que penser aussi de ces lésions caractérisées de crampes, de faiblesse d'esprit, d'épilepsie, etc.? Cet ouvrage ne suffirait pas à relever toutes ces fausses dénominations de maladies mal comprises. Du reste, j'abandonne ces tableaux à la critique.

Les directeurs d'établissements hydropathiques ont obéi à une pensée louable en livrant à la publicité ces matériaux, et ce que je viens de dire ne s'applique à aucun d'eux personnellement. L'opinion que j'exprime est générale, et se rapporte plutôt à la médecine enseignée dans les Universités, qu'aux médecins, qui nécessairement sont ce que l'enseignement les a faits.

Ces tableaux ont été fournis par des hommes recommandables, qui sont à la tête d'établissements importants et en voie de prospérité. Espérons qu'avant peu les médecins de France pourront aussi apporter leur contingent de faits, et élucider une question qui demande encore de nombreuses études.

TABLEAU DES MALADES

TRAITÉS

Dans l'Établissement de PIUTTI, à Elgersburg, près d'Ilmenau (Duché de Saxe-Veimar).

Année 1840.

GENRES DE MALADIES.	Nombre	Guéris.	Consid. amél.	Amél.	S. eff.
Mélancolie	2	»	»	1	1
Paralysie des extrémités inférieures.	1	»	1	»	»
Douleurs nerveuses	1	1	»	»	»
Douleurs de la face	1	»	»	»	1
Migraine	5	2	1	2	»
Amaurose.	1	»	»	»	1
Épilepsie	2	»	1	»	1
Hypocondrie.	4	2	1	»	»
Impuissance	2	»	1	1	»
Pollutions nocturnes.	4	1	3	»	»
Consomption de l'échine	4	»	»	1	3
Crampes hystériques.	9	3	4	2	»
Surdité comptète	1	»	»	»	1
Colique habituelle.	1	»	1	»	»
Inflam. chron. du périoste des jamb.	1	1	»	»	»
Inflammation chonique de la gorge. .	2	»	1	1	»
Bronchite chronique.	1	»	1	»	»
Crachement de sang.	1	»	»	1	»
Apoplexie.	2	»	2	»	»
Congestion à la tête.	4	»	2	»	2
Gêne du système circul. abdomin. .	10	5	4	1	»
Hémorrhoïdes	3	1	2	»	»
Commencement d'hypocondrie. . .	2	»	2	»	»
Hypocondrie.	11	5	6	1	1
Endurcissement de la rate.	1	»	»	»	1
Id. du foie.	1	1	»	»	»
Hémorrhoïdes vésicales.	2	»	»	1	1
A reporter. . .	79	20	35	12	15

GENRES DE MALADIES.	Nombre	Guéris.	Consid. amél.	Amél.	S. eff.
Report. . .	79	20	33	12	15
Podagre	1	»	1	»	»
Goutte invétérée	5	»	2	1	»
Paralysie goutteuse des deux jambes.	1	1	»	»	»
Goutte rhumatismale.	2	1	1	»	»
Rhumatismes chroniques	5	1	4	»	»
Hydarthrose.	2	1	1	»	»
Hydropisie.	1	1	»	»	»
Pâles couleurs	1	1	»	»	»
Suppression de la menstruation. . .	2	»	1	1	»
Flueurs blanches	1	1	»	»	»
Embarras glaireux de l'estomac. . .	2	1	1	»	»
Maladie des ganglions	2	1	1	»	»
Carie du pied	1	»	»	»	1
Cancer de la machoire supérieure. .	1	»	»	»	1
Tumeur blanche du genou.	3	»	1	2	»
Tendance à l'obésité.	2	»	»	2	»
Tubercules des poumons	1	»	»	1	»
Phthisie	1	»	»	»	1
Phthisie des bronches	1	»	»	»	1
Hypertroph. de la cuisse droite. . .	1	»	1	»	»
Phimosis opéré.	2	2	»	»	»
Siphilis second. génér.	1	»	1	»	»
Gonflement siphilit. de la jambe. .	2	»	1	1	»
Endurcissement des testicules . . .	1	»	1	»	»
Dartres malignes	1	1	»	»	»
Dartre (*acne rosacea*)	1	»	1	»	»
Inflammation de la hanche	1	1	»	»	»
Paralysie universelle.	1	»	»	»	1
Typhus.	1	1	»	»	»
Totaux.	124	34	51	20	18

Nota. *Point de morts dans cet Établissement.*

TABLEAU DES MALADES

TRAITÉS

Dans l'Établissement de WEISS, à Freywaldau.

Année 1839.

GENRES DE MALADIES.	Nombr.	Guéris	Améli.	S. eff.	Morts
Opthalmies	7	4	3	»	»
Carie.	4	2	2	»	»
Pâles couleurs	7	7	»	»	»
Congestion de sang	3	1	2	»	»
Pertes de sang.	3	2	1	»	»
Inflammation de poitrine	1	1	»	»	»
Chancres	12	12	»	»	»
Epilepsie	10	2	»	8	»
Plaies fistuleuses	4	3	1	»	»
Surdité.	4	1	1	2	»
Faiblesse d'esprit	4	4	»	»	»
Ictère	2	2	»	»	»
Erysipèle de la face	3	3	»	»	»
Goutte	12	5	6	1	»
Diabète.	1	»	»	1	»
Hémorrhoïdes	9	6	2	1	»
Coxalgie	3	1	1	1	»
Hystérie	7	3	2	2	»
Hypocondrie.	7	3	3	1	»
Gonflement du genou	1	»	1	»	»
Id. de la jambe	6	3	2	1	»
Crampes	4	3	1	»	»
Maladies du foie	3	2	»	1	»
Apoplexie.	3	2	»	1	»
Phthisie laryngée.	2	1	»	1	»
Crampes d'estomac	5	4	1	»	»
Digestion affaiblie.	3	1	2	»	»
Difficulté de la menstruation. . . .	5	3	2	»	»
Maladies hydrargyriques	9	8	1	»	»
A reporter. . .	144	89	34	21	»

GENRES DE MALADIES.	Nombre	Guéris.	Amélio.	S. eff.	Morts
Report. . .	144	89	34	21	»
Faiblesse des nerfs	6	5	5	»	»
Fièvre nerveuse.	2	2	»	»	»
Pollutions.	2	1	1	»	»
Rachitisme	4	2	2	»	»
Déviation de la colonne.	4	2	2	»	»
Consomption de l'échine	10	2	3	5	»
Scarlatine.	5	5	»	»	»
Insomnie	2	2	»	»	»
Engorgem. ganglionn.	12	6	5	1	»
Douleurs ostéocopes.	10	4	5	1	»
Tumeurs cancéreuses	5	2	»	1	»
Gonorrhée	7	7	»	»	»
Maladies du bas-ventre.	10	4	5	1	»
Dysurie.	2	1	1	»	»
Constipation.	2	2	»	»	»
Flueurs blanches	6	5	1	»	»
Fièvre intermittente.	5	5	»	»	»
Plique polonaise	2	»	1	1	»
Hydropisie	2	1	1	»	»
Odontalgie	1	1	»	»	»
Totaux.	257	142	64	51	»

TABLEAU DES MALADES

TRAITÉS

Dans l'Établissement du docteur SCHMIDT, à Marienberg, près Boppart (Prusse).

Année 1839.

GENRES DE MALADIES.	Nombre	Guéris.	Amélio.	S. eff.	Morts
Surdité nerveuse	2	1	»	1	»
Faiblesse générale de la constitution.	1	1	»	»	»
Consomption de l'échine	4	»	1	3	»
Impuissance	1	1	»	»	»
Asthme.	1	1	»	»	»
Apoplexie.	2	2	»	»	»
Maux de tête nerveux	2	1	1	»	»
Faiblesse générale des nerfs	4	2	2	»	»
Faibl. génér. des nerfs et des muscles.	1	»	1	»	»
Hystérie avec-crampes	5	1	2	»	»
Grande sensibilité de la peau. . . .	2	2	»	»	»
Crampes d'estomac	4	3	1	»	»
Id. de poitrine	1	1	»	»	»
Maladies de la matrice.	9	4	5	»	»
Gêne de la circul. de la veine-porte.	1	»	1	»	»
Hypocondrie.	6	2	3	1	»
Id. avec endurciss. de la rate.	1	»	1	»	»
Gêne de la circ. abd av. cong. à la têt.	6	1	5	»	»
Empoisonnement saturnin.	1	1	»	»	»
Ramollissement du cerveau	1	»	»	1	»
Hémorrhoïdes fluentes	3	1	2	»	»
Id. sèches	2	1	1	»	»
Crachement de sang.	1	1	»	»	»
Flueurs blanches	5	2	3	»	»
Faiblesse d'estomac	1	1	»	»	»
Id. avec rhumatisme.	1	1	»	»	»
Surdité rhumatismale	1	»	1	»	»
A reporter. . .	67	31	30	6	»

GENRES DE MALADIES.	Nombre	Guéris.	Amélio.	S. eff.	Morts
Report. . .	67	51	50	6	»
Ancien rhumatisme avec paralysie. .	1	»	1	»	»
Maux de tête de nature rhumatismale.	1	»	1	»	»
Douleurs de la face id. . . .	1	1	»	»	»
Rhumatisme général.	15	8	6	1	»
Id. de l'épaule	1	»	1	»	»
Inflammation chronique de la paupière avec congestion à la tête . .	1	»	1	»	»
Id. avec mal de tête	1	»	1	»	»
Colique.	1	»	1	»	»
Inflam. des poum. de nature rhum.	1	1	»	»	»
Bronchite	2	2	»	»	»
Fièvre muqueuse	1	1	»	»	»
Typhus.	4	4	»	»	»
Inflammation des ovaires	1	»	1	»	»
Id. de poitrine	1	1	»	»	»
Érysipèle de la face	2	2	»	»	»
Goutte avec asthme	1	»	1	»	»
Id. avec raideur, gonfl. du genou.	1	»	1	»	»
Id. avec tophus.	6	2	3	»	1
Maladie générale des glandes . . .	5	4	1	»	»
Id. avec scrofules. . .	1	»	1	»	»
Dartre scrofuleuse.	1	1	»	»	»
Lupus.	1	»	1	»	»
Engorgement gland. du sein. . . .	1	»	1	»	»
Maladies vénér. secondaires. . . .	6	4	2	»	»
Pertes sémin. avec faiblesse d'esprit.	1	1	»	»	»
Gonorrhée secondaire	4	2	2	»	»
Hydarthrose.	1	1	»	»	»
Épilepsie	2	1	1	»	»
Mélancolie.	2	1	1	»	»
Endurcissement du foie.	5	»	2	1	»
Id. de l'estomac . . .	1	»	»	1	»
Chute du rectum	1	»	1	»	»
Luxat. anc. de l'articulation du pied.	1	»	1	»	»
Raideur du coude.	1	1	»	»	»
Paralysie des extrémités inférieures.	2	»	2	»	»
Carie scrofuleuse	5	»	5	»	»
Totaux. . . .	148	69	69	9	1

TABLEAU DES MALADES

TRAITÉS

Dans l'Établissement du docteur BECK, *à Berlin.*

Année 1840.

GENRES DE MALADIES.	Nombre	Guéris	Amélio.	S. eff.	Morts
Inflammation rhumat. des yeux . .	7	7	»	»	»
Id. avec engorg. ganglion .	4	5	1	»	»
Opthalmie vénérienne	1	1	»	»	»
Id. avec sympt. gastriques. . .	1	1	»	»	»
Opthalmie chez les nouveaux-nés. .	1	1	»	»	»
Inflammation de la gorge.	5	4	1	»	»
Id. chronique.	5	1	1	1	»
Fièvre continue.	9	9	»	»	»
Id. gastrique	14	14	»	»	»
Id. gastrique nerveuse.	2	2	»	»	»
Id. catarrhale	4	4	»	»	»
Id. rhumatismale.	5	5	»	»	»
Id. gastrique inflammatoire. . .	5	5	»	»	»
Id. nerveuse.	6	5	»	1	»
Typhus.	1	1	»	»	»
Scarlatine.	2	2	»	»	»
Fièvre puerpérale.	2	2	»	»	»
Rougeole	1	1	»	»	»
Dyssenterie	1	1	»	»	»
Variole.	5	5	»	»	»
Inflammation du sein.	5	2	1	»	»
Bronchite	1	1	»	»	»
Inflammation du bas-ventre	2	2	»	»	»
Panaris.	1	1	»	»	»
Colique rhumatismale	1	»	1	»	»
Galactorrhée.	1	1	»	»	»
Suite de fausses couches	1	1	»	»	»
Pertes utérines de sang.	1	1	»	»	»
A reporter. . .	86	79	5	2	»

GENRES DE MALADIES.	Nombre	Guéris.	Amélio.	S. eff.	Morts
Report	86	79	5	2	»
Ulcères de la peau	2	2	»	2	»
Gonorrhée	18	15	1	2	»
Chancres	15	15	»	»	»
Bubons	5	3	»	»	»
Chute de la matrice	1	1	»	»	»
Mélancolie	1	1	»	»	»
Faiblesse d'esprit	2	1	1	»	»
Scrofules	2	2	»	»	»
Carie	2	1	1	»	»
Inflammation des ganglions	1	1	»	»	»
Id. chronique de la matrice.	1	1	»	»	»
Engorgement du col de la matrice	1	»	1	»	»
Maux de dents chez les enfants	4	2	»	1	1
Stricture du canal de l'urètre	1	1	»	»	»
Maladie de la vessie	1	1	»	»	»
Affection chronique de la matrice	5	2	3	»	»
Pertes de sang hémorrh.	1	1	»	»	»
Vomissement de sang	1	1	»	»	»
Leucorrhée	9	5	2	2	»
Hydropisie aiguë	2	2	»	»	»
Hémorroïdes	7	3	3	1	»
Inflammation chronique du foie	5	3	2	»	»
Rhumatismes	4	2	2	»	»
Maladies nerveuses	8	3	5	»	»
Paralysie nerveuse	2	»	2	»	»
Douleurs dans le bas-ventre	24	11	12	1	»
Goutte	16	11	3	2	»
Maladies des ganglions	5	2	1	»	»
Dartres	10	3	4	3	»
Condylômes	6	3	2	1	»
Siphilis secondaire	2	1	1	»	»
Paralysie suite de myélite	3	»	2	1	»
Mentagre	1	1	»	»	»
Plaies des jambes	7	4	3	»	»
Varicocèle	2	»	2	»	»
Inflammation de l'artic. de la hanche	2	»	2	»	»
Ancienne entorse du pied	3	1	2	»	»
Totaux	262	183	62	18	1

TABLEAU DES MALADES

TRAITÉS

Dans l'Établissement du docteur FIKENSCHER, à Alexanderbad (Bavière).

Année 1840.

GENRES DE MALADIES.	Nombre	Guéris.	Amélio.	S. eff.	Morts
Goutte atonique avec hémorrh. . .	13	4	8	1	»
Id. avec faiblesse générale . . .	5	1	2	»	»
Id. avec crampes de poitrine . .	1	»	»	1	»
Rhumatisme invétéré	14	11	3	»	»
Hémorrh. avec vomissem. chronique.	1	1	»	»	»
Id. avec atonie intestinale. . .	3	2	1	»	»
Id. avec vertiges	1	»	1	»	»
Id. avec faiblesse de nerfs. . .	1	»	1	»	»
Id. avec faiblesse de la peau. .	4	2	2	»	»
Id. av. des plaies anc. aux pieds.	2	2	»	»	»
Id. avec infl. chr. du larynx. .	1	»	1	»	»
Hémorrh. sans complication. . . .	4	3	1	»	»
Maladies hydrargyriques	2	2	»	»	»
Affaiblissement de la digestion . . .	9	6	3	»	»
Faiblesse générale des nerfs. . . .	6	5	3	»	»
Faiblesse des nerfs après apoplexie.	1	»	1	»	»
Difficulté de la digestion avec rhumat.	5	5	»	»	»
Faiblesse de la peau avec cathar. intest.	6	6	»	»	»
Hypocondrie.	6	1	5	»	»
Id. avec faibl. génér. des nerfs.	1	»	1	»	»
Id. avec atonie du bas-ventre. .	4	1	3	»	»
Hystérie	5	3	1	1	»
Paralysie part. avec goutte	3	1	2	»	»
Paralysie après l'apoplexie	3	»	3	»	»
Maux de tête nerveux	1	1	»	»	»
Id. suite de cong. à la tête.	1	1	»	»	»
Douleurs à la hanche	1	1	»	»	»
Totaux.	100	53	42	5	»

RÉCAPITULATION

DES MALADES TRAITÉS PENDANT LES ANNÉES 1839, 1840,

DANS LES ÉTABLISSEMENTS

des docteurs :

	Nombre.	Guéris.	C. amél.	Amlioré.	S. effets.	Morts.
PIUTTI.	124	34	51	20	18	»
WEISS.	237	142	»	64	31	»
SCHMIDT	148	69	»	69	9	1
BECK	262	185	»	62	18	1
FIKENSCHER. . .	100	55	»	42	3	»
Tot. génér.	871	483	51	257	79	2

TABLEAUX SYNOPTIQUES

DES DIVERSES MALADIES

TRAITÉES

Dans les Établissements précédemment cités.

Maladies	Nombre.	Guéris.	Amélior.	5e	M	Nombre.	Guéris.	Amélior.	5e	M
Consomption de l'échine	10	2	5	5	»	18	2	7	9	»
	4	»	1	3	»					
	4	»	5	1	»					
Goutte	12	5	6	1	»	63	26	30	6	1
	7	2	4	1	»					
	16	11	5	2	»					
	8	2	5	»	1					
	20	6	12	2	»					
Hystérie	7	3	2	2	»	10	4	4	2	»
	5	1	2	»	»					
Surdité	4	1	1	2	»	8	5	1	4	»
	1	»	»	1	»					
	3	2	»	1	»					
Dartres	2	1	1	»	»	14	5	6	3	»
	11	4	4	3	»					
	1	»	1	»	»					
Chlorose	7	7	»	»	»	12	12	»	»	»
	1	1	»	»	»					
	4	4	»	»	»					
Siphilis secondaire	10	4	5	1	»	27	12	12	3	»
	5	»	2	1	»					
	8	4	5	1	»					
	6	4	2	»	»					

	Nombre	Guéris	Amélior	s. e.	M	Nombre	Guéris	Amélior	c.	M
Épilepsie	10	2	»	8	»					
	1	»	»	1	»	15	5	1	9	»
	2	1	1	»	»					
Affections hémorrhoïdales	9	6	2	1	»					
	5	1	2	2	»	27	13	10	4	»
	8	4	5	1	»					
	5	2	3	»	»					
Affections rhumatismales	5	1	4	»	»					
	4	2	2	»	»	39	22	16	1	»
	16	8	7	1	»					
	14	11	3	»	»					
Maladies du foie	3	2	»	1	»					
	1	1	»	»	»	12	6	4	2	»
	5	3	2	»	»					
	3	»	2	1	»					
Exant., var., scarlat., rougeole	5	5	»	»	»					
	6	6	»	»	»	9	9	»	»	»
Fièv. nerveuse, gastrique, rhumat., inflammatoire, etc.	2	2	»	»	»					
	51	50	»	»	1	67	66	»	»	1
	14	14	»	»	»					
Blénorrhagie	7	7	»	»	»					
	18	15	1	2	»	29	24	5	2	»
	4	2	2	»	»					
Douleurs ostéocopes	10	4	5	1	»	10	4	5	1	»
Faiblesse d'esprit	2	1	1	»	»					
	4	4	»	»	»	6	5	1	»	»
Congestions à la tête	3	1	2	»	»					
	4	»	2	2	»	8	2	»	2	»
	1	1	»	»	»					

	Nombre.	Guéris.	Amélior.	s. c.	M	Nombre.	Guéris.	Amélior.	s. o.	M
Dyssenterie, aménorrhée	5	3	2	»	»	7	3	1	1	»
	2	»	1	1	»					
Chancres, bubons	12	12	»	»	»	28	28	»	»	»
	13	13	»	»	»					
	3	3	»	»	»					
Pollutions nocturnes	2	1	1	»	»	8	3	5	»	»
	4	1	3	»	»					
	2	1	1	»	»					
Hydropisies	2	1	1	»	»	5	4	1	»	»
	1	1	»	»	»					
	2	2	»	»	»					
Maladies du bas-ventre, douleurs atoniques inflammatoires	10	4	5	1	»	46	24	20	2	»
	26	13	12	1	»					
	10	7	3	»	»					
Typhus	6	6	»	»	»	6	6	»	»	»
Inflammation de poitrine	2	2	»	»	»	6	6	»	»	»
	4	4	»	»	»					
Érysipèle	2	2	»	»	»	5	5	»	»	»
	3	3	»	»	»					
Hydarthrose	1	1	»	»	»	3	3	»	»	»
	2	2	»	»	»					
Tumeur blanche	5	»	1	2	»	4	»	2	2	»
	1	»	1	»	»					
Paraplégie	1	»	1	»	»	4	»	3	1	»
	5	»	2	1	»					
Métrique chronique	7	4	3	»	»	7	4	3	»	»

	Nombre.	Guéris.	Amélior.	s. c.	M	Nombre.	Guéris.	Amélior.	s. c.	M
Plique polonaise	2	»	1	1	»	4	»	5	1	»
	2	»	2	»	»					
Angine	8	5	2	1	»	8	5	2	1	»
Odontalgie	1	1	»	»	»	5	5	»	1	1
	4	2	»	1	1					
Plaies, fistules, ulcères	4	3	1	»	»	14	10	4	»	»
	7	4	3	»	»					
	5	5	»	»	»					
Migraine	5	2	1	2	»	7	4	1	2	»
	1	1	»	»	»					
	1	1	»	»	»					
Dysurie	2	1	1	»	»	2	1	1	»	»
Affaiblissement de la digestion, pro-pension aux glaires	3	1	2	»	»	9	6	3	»	»
	2	1	1	»	»					
	1	1	»	»	»					
	5	3	»	»	»					
Paralysie, suites d'apoplexie, apoplexie	5	2	»	1	»	15	5	9	1	»
	2	»	2	»	»					
	4	2	2	»	»					
	6	1	5	»	»					
Insomnie	2	1	1	»	»	2	1	1	»	»
Gonflem. de la jambe, de diff. nat.	6	5	2	1	»	6	5	2	1	»
Crampes, crampes d'estomac	9	7	2	»	»	18	15	5	»	»
	9	6	3	»	»					
Faiblesse de nerfs	6	5	5	»	»	15	7	7	1	»
	1	»	»	1	»					
	8	4	4	»	»					

	Nombre.	Guéris.	Amélior.	S. c.	M	Nombre.	Guéris.	Amélior.	S. e.	M
Impuissance	2	»	1	1	»	3	1	1	1	»
	1	1	»	»	»					
Gêne de la circulation abdominale.	6	1	5	»	»	16	6	9	1	»
	10	5	4	1	»					

Le traitement a procuré un bon effet dans les cas de :

Dyssenterie. . . . . 1.
Constipation . . . . 2.
Galactorrhée . . . . 1.
Chute de matrice . . . . 1.
Suite d'avortement . . . . 1.
Ictère. . . . . 2.
Vomissement de sang. . . . . 1.
Rachitisme . . . . 2.
Tumeurs cancéreuses . . . . 2.
Catharrhe intestinal . . . . 7.
Bronchite. . . . . 1.
Colique. . . . . 1.
Asthme. . . . . 1.
Constitution faible. . . . . 1.
Grande sensibilité de la peau. . . . . 2.
Empoisonnement saturnin . . . . 1.
Panaris. . . . . 1.

Le traitement a procuré de l'amélioration dans les cas de :

Varicocèle . . . . 2.
Chute du rectum . . . . 1.
Tendance à l'obésité. . . . . 2.

Le traitement a été sans effet dans les cas de :

Diabète. . . . . 1.
Varicocèle . . . . 1.
Cancer de la mâchoire supérieure. . . . . 1.
Crachement de sang. . . . . 1.
Phthisie pulmonaire . . . . 1.

LISTE

DES

ÉTABLISSEMENTS HYDROPATHIQUES

QUI SE TROUVENT

dans la Silésie-Autrichienne.

1. *Graefenberg,*   dirigé par *Priesnitz.*
2. *Freywaldau,*   *Id.*   *Weiss.* *
3. *Karlsbronn,* entre Freywaldau, Jagendorf et Freudenthal,   *Id.*   le docteur *Malik.*
4. *Weidenau,* sur le penchant des Sudètes,   *Id.*   le docteur *Trohlich.*

Dans l'Archiduché d'Autriche.

5. *Kalkententgeben,* à 2 lieues de Vienne, possédé par le chirurgien *Emmil.*
6. *Laade,* à une lieue du précédent, dirigé par le docteur *Granischstaden,* auteur de l'*Hydriasiologie.*

En Bohême.

7. *Eisenbad,* près de Chrudin, dirigé par le Dr *Weidenhoffer.*
8. *Dobrawitz,* près de Iungbunzlaw,   *Id.*   le docteur *Schmidt.*
9. *Leitmeritz,*   *Id.*   le chirurgien *Landa.*
10. *Venselsbad,* à Prague.
11. *Kuchalbad,* près de Prague, *Id.*   le docteur *Kanzler.*
12. *Ziwickaw,* près de Bunzlaw.

---

* L'Établissement de Weiss est momentanément sans directeur. Une compagnie anglaise s'est formée récemment pour fonder un établissement aux environs de Londres. Weiss vient d'être appelé à le diriger.

En Moravie.

13. *Czernohora,* dans le cercle d'Olmutz.
14. *Sulowitz,* près de Brunn.
15. *Hosnaw,* près de Prerau.
16. *Budischan,* dans le cercle d'Iglau.
17. *Allersdorf,* près d'Olmutz, dirigé par le docteur *Gross.*

En Hongrie, Transylvanie.

18. *Peterwardein.*
19. *OEdenburg.*
20. *Hermanstadt.*

Dans le Tyrol.

21. *Malhau,* près d'Inspruck, dirigé par le docteur *Fritz.*

En Prusse.

22. *Olerrigk,* près de Trebnitz,
     à trois milles de Breslaw, dirigé par le docteur *Lehman.*
23. *Alt-Schertnig,* à un demi-
     mille de Breslaw,   *Id.*   le docteur *Burkner.*
24. *Berlin,*   *Id.*   le major *de Plehwe,*
                                       associé du Dr *Beck.*
25. *Berlin,* dans le Thiergarten-
     Bandler-Strass, n° 8,   *Id.*   le docteur *Morer.*
26. *Kœsthen,* à 8 milles de Ber-
     lin,   fondé par M. *Falkenstein,* qui a
                                       publié l'observation
                                       de sa guérison mer-
                                       veilleuse.
27. *Gorhiskowo,* près de Brom-
     berg, dans le Grand-Du-
     ché de Posen,   dirigé par le doct. *Barschawitz.*
28. *Kunzendorf,* près de Neu-
     rade, dans le comté de
     Glatz,   *Id.*   le chir. *Niederfuhr.*

29. *Marienberg*, près Boppart.   dirigé par   le docteur *Schmidt*.
50. *Muhlbad*, à Boppart,   *Id*...   le docteur *Heusner*.
51. *Lassbach*, près de Coblentz,   *Id*.   le docteur *Petri*.

En Bavière.

52. *Alexanderbad*, près de Wimsiedel, dirigé par le docteur *Fi-*
      kenscher.
53. *Streiberg*, entre Erlangen et Baireuth.
54. *Schloflorn*, près Munich, dirigé par le docteur *Horner*.
55. *Munich*, rue Nymphenburg, nº 86.
56. Sur le lac de Starnberg,   dirigé par   le docteur *Schnitzlein*.
57. *Schollerdord*, à un demi-
      mille d'Erlangen,   *Id*.   le doct. *Flischmann*.

En Vurtemberg.

38. A un demi-mille d'Ulm, dirigé par le docteur *Bentsch*.

En Saxe. (Suisse saxonne.)

39. A un demi-mille de Pirna, dans la vallée de la Bila, dirigé par
      le professeur *Muller*.
40. *Kreïscha*, à trois milles
      de Dresde,   dirigé par le docteur *Stecher*.
41. *Muhldenthal*, à un demi-
      mille de Freyberg,   *Id*.   *Munde*, auteur d'un
                                           ouvrage sur l'Hy-
                                           dropathie, traduit
                                           en français.

En Saxe-Gotha.

42. *Elgersburg*, aux frais du Gouvernement, dirigé par le docteur
      Piutti, sous l'inspection du médecin d'arrondissement, le
      docteur *Jacobi*.

En Saxe-Veimar.

43. *Ilmenau*, aux frais du Gouvernement, dirigé par le docteur
      Sitzler.

En Brunswick.

44. *Kaulnitz.*

En Saxe-Meningen.

45. *Liebenstein,*   dirigé par le docteur *Marting.*
46. *Ebersdorf,*   *Id.* le docteur *Troenkel.*

En Belgique.

47. *Berkem,* près d'Anvers, dirigé par le docteur *Vander-housbroeck.*
48. *Neele,* près Bruxelles, *Id.* le docteur *Tilmann.*
49. *Courtray,* en voie d'exécu-
  tion,   *Id.* le Dr *Vanderplanck.*
50. *Grammont,*   *Id.* le docteur *de Koock.*

En Pologne.

51. *Wierzbno,* près de Varsovie, dirigé par le docteur *Sauvan.*

En Russie.

52. Sur la Néva.
53. Près de St-Pétersbourg, dirigé par le docteur *Wagner.*

En France.

54. *Paris,*   dirigé par le docteur *Baldou.*
55. *Pont-à-Mousson* (Meurthe), *Id.* MM. *Geoffroy* et *Jules Bachelier.*

En Angleterre.

56. Près de Londres, dirigé par *Weiss.*

QUELQUES MOTS

Sur la comparaison à faire entre la médication des eaux minérales et la médication Hydropathique.

Les lecteurs qui auront attentivement parcouru les tableaux des maladies tiaitées dans les divers établissements d'Allemagne que nous avons cités, auront pu se faire une idée, malgré l'imperfection de cette statistique, des résultats avantageux et désavantageux de ce nouveau mode de traitement. Toutefois nous avons eu soin de faire nos restrictions à cet égard, et tout en affaiblissant l'importance de ces documents, nous avons cependant cherché à bien fixer leur valeur. Il eut été à désirer qu'une pareille statistique, dressée d'après les ıapports fournis par les médecins inspecteurs des eaux minérales de France, eût pu servir de terme de comparaison. On sait qu'en France il existe, en y compıenant les bains de mer, 104 établissements, qui sont assez fréquentés pour avoir un medecin Inspecteur nommé par le Gouveınement : ces médecins sont tenus d'envoyer chaque année un rapport sur les eaux dont ils surveıllent l'administration. Le docteur Patissier chargé, en 1837, au nom de la Commission des eaux minérales, de faire un rapport sur les instructions envoyées par ces médecins, s'est attaché à signaler les affections chroniques qui peuvent être guéries par l'emploi de ces eaux Ce sont ces indications extrêmement precieuses que l'on trouvera résumées dans le tableau qui suit. En se reportant aux diveıses affections mentionnées précédemment et pour quelques-unes desquelles nous avons même cherché à donner le nombre proportionnel des guéıisons et des insuccès, on pouıia se faire une idée des cas morbides dans lesquels la cure hydrothérapique peut trouver son emploi. Nous ne pouvons que rendre justice au savant médecin qui a su, dans un cadre assez étroit, renfermer les indications curatives avec désignation des eaux minérales appropriées aux diverses maladies. Pour compléter ces tableaux et les faire servir plus directement à la cure hydropathique, il eût fallu faire le travail que nous laissons à chacun le soin d'exécuter : celui de rechercher les cas dans lesquels l'Hydriatrie supplée ou remplace avantageusement l'emploi des eaux minérales. C'est une addition que nous signalons aux médecins hydrothérapeutes, et qui ne peut manquer d'être d'une certaine utilité.

Tableau des maladies chroniques les plus fréquentes, avec désignation des eaux appropriées à leur traitement.

NOMS DES MALADIES.		INDICATIONS CURATIVES.	DÉSIGNATION DES EAUX MINÉRALES appropriées à la maladie.
MALADIES de LA TÊTE.	Paralysie (suite d'apoplexie).	Lorsqu'il n'existe plus de signe de congestion active vers le cerveau, que le malade est d'un tempérament lymphatique, peu irritable :	Eaux de Bourbonne, Balaruc, Bourbon-l'Archambault, en boisson, bains tempérés, en douches sur les parties paralysées.
	Névroses : hystérie, hypocondrie, catalepsie, chorée.	Si ces maladies sont récentes, idiopathiq., sans complications :	Eaux d'Ussat, de St-Sauveur, de Salut à Bagnères de Bigor., Néris, Bains, etc., en boisson, bains tempérés, douches en arrosoir.
	Névralgie faciale (tic douloureux).		Mêmes eaux en boisson, bains, douche écossaise sur la tête; bains de mer avec affusion.
	Goître.	S'il dépend de l'hypertrophie du corps thyroïde :	Eau d'Heilbrunn (Bavière) en boisson et en douches.

NOMS DES MALADIES.	INDICATIONS CURATIVES.	DÉSIGNATION DES EAUX MINÉRALES appropriées à la maladie.
MALADIES de la POITRINE.	Catarrhe pulmonaire chronique. Pneumon. chronique. Pleurésie chronique. Phthisie laryngée.	Si le malade est d'une constitut. lymp. peu irritable :	Eaux du Mont-d'Or, de Bonnes, de la Raillère à Cauterets, étc., en boisson et en demi-bains.
	Phthisie pulmonaire au premier degré. Asthme humide essentiel. Hémoptisie passive. NOTA. *Ces maladies sont curables par les eaux, lorsqu'il n'y a point de fièvre, de chaleur, d'aridité à la peau, que leur cause est métastatique* (*).	Si le malade est d'une constitution sèche, nerveuse :	Eaux d'Ems (duché de Nassau).
	Palpitations.	Si elles dépendent de l'atonie générale, de la chlorose ; si elles sont nerveuses :	Eaux ferrugineuses de Forges, Spa, Pyrmont, etc.; eaux sulfureuses en boisson, bains.
	Anévrysme du cœur ou des gros vaisseaux.	Toutes les eaux minérales sont nuisibles en activant la circulation.	
MALADIES de L'ABDOMEN. (Voies digest.)	Gastrite chronique. Entérite chronique. Gastralgie.	Quand ces maladies sont le résulat d'une phlegmasie ou d'un état nerveux.	Eaux acidules froides de Pougues, Châteldon, Seltz, Contrexéville, etc.; eaux de Plombières, en boisson et en bains; bains de mer.

(*) C'est-à-dire dépendant de la suppression de la transpiration, d'un flux habituel ou de la rétrocession des principes rhumatismal, goutteux, dartreux, psorique.

NOMS DES MALADIES.		INDICATION CURATIVES.	DÉSIGNATION DES EAUX MINÉRALES appropriées à la maladie.
MALADIES de L'ABDOMEN. (Voies digest.)	Vomiss. nerv. Anorexies. Flatuosités. Diarrhée chron.	S'il y a atonie des voies digestives :	Eaux ferrugineuses de Forges, Spa, etc.; eaux sulfureuses de Cauterets, etc., en boisson, bains.
	NOTA. *Ces maladiés ne sont curables par les eaux qu'autant qu'elles ne sont pas dues à une affection squirrheuse ou cancéreuse.*	Si ces maladies sont dues à un état bilieux ou muqueux des voies gastro-intestinales :	Eaux de Niederbronn, Balaruc, Bagnères de Bigorre, en boisson.
		Si ces maladies sont le résultat de la rétrocession d'un principe morbide :	Eaux thermales en boisson, bains, douches, étuves.
	Atrophie mésentérique (carreau).		Eaux ferrugineuses ; bains de mer.
MALADIES des VOIES DIGESTIVES.	Engorgem. des viscères abdominaux (obstruc. du foie, de la rate) ; calculs biliaires, jaunisse ; fièvre intermittente ancienne.	Si le malade est d'une constitut. lymphatique, s'il n'existe point de trace d'inflammation :	Eaux de Vichy; eaux ferrugineus. en boisson, bains, douches sur l'abdomen.
	NOTA. *Les eaux minérales peuvent résoudre les engorgements viscéraux lorsqu'ils sont récents, passifs, le produit d'une congestion sanguine ou d'une simple hypertrophie du foie ou de la rate.*	Si le malade est nerveux, si l'irritation du vi·cère n'est pas entièrement détruite :	Eaux acidul. froides (Pougues, Seltz, Châteldon, Contrexéville, etc.) en boisson; eaux de Plombières.
		S'il y a un état bilieux, muqueux, des voies digestives·	Eaux laxatives de Niederbronn, Balaruc; eaux purgatives de Sedlitz, Pullna, etc.
		Si l'engorgement est de cause métastatique :	Eaux thermales en boisson, bains, douches, étuves.
	Flux hémorrhoïdal.	Si le flux est passif, abondant :	Eaux ferrugineuses en boisson.
		Si ce flux est supprimé :	Eaux thermales en boisson, bains, douches ascendantes vers le rectum.

NOMS DES MALADIES.	INDICATIONS CURATIVES.	DÉSIGNATION DES EAUX MINÉRALES appropriées à la maladie.
MALADIES des VOIES URINAIRES.		
Incontin. d'urine.	Si elle est le résutat d'une faiblesse générale ou locale :	Bains de mer; eaux sulfureuses en boisson, bains un peu frais et douches sur la région lombaire.
Catarrhe vésical chronique.	S'il existe quelques signes d'irritation; si le malade est nerveux :	Eaux acidules froides (Pougues, Contrexéville, Seltz, etc.) en boisson.
	Si le malade est lymphatique, s'il n'existe point de traces d'inflammation.	Eaux de Vichy, St-Nectaire, du Mont-d'Or; eaux sulfureuses en boisson, bains, douches.
	Si la maladie est le résultat d'une rétrocession :	Eaux thermales en boisson, bains, douches, étuves.
Gravelle.		Eaux de Vichy, St-Nectaire, Contrexéville; toutes les eaux acidules froides en boisson et en bains.
Calculs urinaires.		Les eaux de Vichy, riches en bicarbonate de soude, sont les seules que l'observation clinique ait démontrées jusqu'à ce jour aptes à la dissolution des calculs urinaires.
MALADIES des ORGANES GÉNITAUX chez L'HOMME.	Impuiss., épuisement résultant de la masturbation ou de l'excès des plaisirs vénériens; pertes séminales involontaires, blennorrhée.	Eaux sulfureuses, eaux salines de Bourbonne, Balaruc; eaux du Mont-d'Or, de Bourbon-l'Archambault, etc., en boisson, bains tempérés, douches sur la région lombaire; bains de mer à la lame.

NOMS DES MALADIES.	INDICATIONS CURATIVES.	DÉSIGNATION DES EAUX MINÉRALES appropriées à la maladie.
Aménorrhée. Dysménorrhée.	Si la suppression des règles a lieu par atonie, comme chez les chlorotiques:	Eaux sulfureuses, ferrugineuses en boisson, bains, douches; bain de mer.
	Si la suppression des règles est le produit de la pléthore sanguine ou d'un excès de sensibilité de l'organe utérin:	Après le traitement antiphlogistiq., eaux de Néris, Luxeuil, Bains, etc., en bains tempérés.
Métrorrhagie.	Si elle est passive, sans lésion organique:	Eaux sulfureuses, ferrugineuses; bains de mer à la lame.
Leucorrhée.	Lorsqu'elle est due à une faiblesse générale ou locale:	Eaux sulfureuses, ferrugineuses, eaux salin. de Bourbonne, Balaruc, du Mont-d'Or, en boiss., bains, douches ascendantes vaginales; bains de mer.
Relâchement ou chute de matrice.		Même traitement, surtout bains de mer.
Métrique chronique.	Lorsque la malade est lymphatique, qu'il n'existe plus d'inflammation:	Même traitement, douches ascendantes vaginales.
	S'il existe encore un peu de phlogose, si la malade est d'une constitution sèche, nerveuse:	Eaux acidules froides; eaux de Néris, Luxeuil, Bains, etc., en boisson et en bains tempérés.
Stérilité.	Si la stérilité peut être attribuée à une constitution faible, à des fleurs blanches trop abondantes, à un défaut d'excitabilité de la matrice:	Eaux sulfureuses, ferrugineuses; eaux de Bourbonne, Balaruc, Mont-d'Or, en boisson, bains, douches; bains de mer.
	Si la stérilité est due à un état nerveux, à un excès de sensibilité générale ou locale:	Eaux de Néris, St-Sauveur, Bagnères de Bigorre, Plombières, Bourbon-Lancy, etc., en boisson, bains tempérés.

MALADIES des ORGANES GÉNITAUX chez LA FEMME.

NOMS DES MALADIES.	INDICATIONS CURATIVES.	DÉSIGNATION DES EAUX MINÉRALES appropriées à la maladie.
MALADIES qui peuvent affecter toutes LES PARTIES du corps.		
Affections rhumatismales (lumbago, sciatique).	Si le rhumatisme est ancien, s'il affecte un individu robuste, peu impressionnable:	Eaux sulfureuses, eaux de Balaruc, du Mont-d'Or, en boisson, bains, douches, étuves.
	Si le rhumatisme est récent, accompagné d'une grande sensibilité :	Eaux de Néris, Plombières, Luxeuil, Bagnères de Bigorre, etc., en bains tempérés, douches en arrosoir.
Goutte chronique.	Dans l'intervalle des accès:	Eaux de Néris, mais surtout de Vichy, en boissons, bains.
Paralys. sans lésion cérébrale.	Si elle est causée par des émanations métalliques:	Eaux sulfureuses en boisson, bains chauds, douches.
	Si la cause est métastatique:	Toutes les eaux thermales en boisson, bains chauds, douches.
Maladies chroniques de la peau (dartres, couperose, éphélide, gale ancien., disposition aux érysipèles, aux furoncles).	Lorsqu'il n'y a point d'inflammation aiguë à la peau, que le malade est d'un tempérament mou, lymphatique:	Eaux sulfureuses de Barèges, Bagnères de Luchon, Molitg, etc., en boiss., bains, douches, étuves.
	S'il existe, au contraire, une irritation vive à la peau, si le malade est irritable:	Eaux légèrement salines d'Avènes, Néris, Plombières, Bagnoles (Orne), Luxeuil, Louesche, St-Gervais, en boisson, bains tempérés prolongés, douches en arrosoir.
Scrofules, engorgem. des glandes; ulcères strumeux; ophthalmie strumeuse; rachitis.	S'il n'existe point de symptômes inflammatoires:	Eaux sulfureuses, ferrugineuses, eaux salin. de Bourbonne, Balaruc; eaux du Mont-d'Or en boisson, bains et douch.; bains de mer.

NOMS DES MALADIES.	INDICATIONS CURATIVES.	DÉSIGNATION DES EAUX MINÉRALES appropriées à la maladie.
MALADIES qui peuvent affecter toutes LES PARTIES du corps.	Maladies siphilitiques; siphilides, cachex. mercurielle.	Toutes les eaux thermales en boisson et en bains contribuent à développer les maladies vénériennes lorsqu'elles sont encore cachées; les eaux sulfureuses aident le traitement mercuriel, et réparent les ravages du mercure administré sans ménagement.
	Débilité générale; engourdissement des membres; sentiment de froid dans un membre accompagné de faiblesse musculaire.	Eaux sulfureuses, eaux de Bourbonne, Balaruc, du Mont-d'Or, de Bourbon-l'Archamb., etc., en bains un peu chauds et douches chaudes sur les parties engourdies et la colonne vertébrale; bains de mer.
MALADIES CHIRURGICALES.	Raideur, contractur. des membres à la suite des fractures, des luxations, des entorses, des contusions; amaigrissement, commencement d'atrophie des membres; hydarthrosés, ankiloses incomplèt.	Boues de Saint-Amand, de Barbotan et toutes les sources thermales. On ne doit y envoyer les convalescents de fractures que six mois après la consolidation du cal, parce que plusieurs de ces sources ayant la propriété de ramollir le tissu osseux, la fracture pourrait se renouveler.
	Tumeur blanche.	Lorsque la tumeur blanche est de nature rhumatismale, sans inflammation;	La plupart des eaux thermales en bains, douches en arrosoir.

NOMS DES MALADIES.	INDICATIONS CURATIVES.	DÉSIGNATION DES EAUX MINÉRALES appropriées à la maladie.
MALADIES CHIRURGI- CALES. { Tumeur blanche. (Suite.)	Si l'engorgement ar- ticulaire est entretenu par le vice strumeux;	Eaux sulfureuses, ferrugineuses en bois- son, bains, douches.
Accidents con— sécutifs aux plaies d'armes à feu, ul- cères fistuleux , carie des os.		Eaux de Barèges, d'Aix en Savoie, Ba- gnères de Luchon , Bourbonne, Balaruc, Bourbon–l'Archam- bault, etc., en bains, et surtout en dou- ches ; bains de mer.

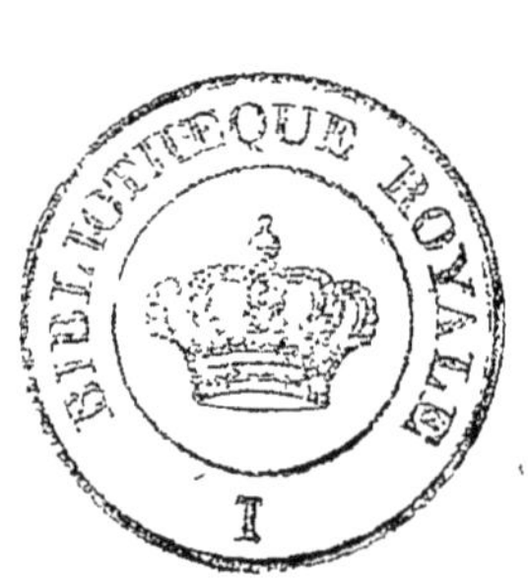